Vorbeugende Wirbelsäulengymnastik

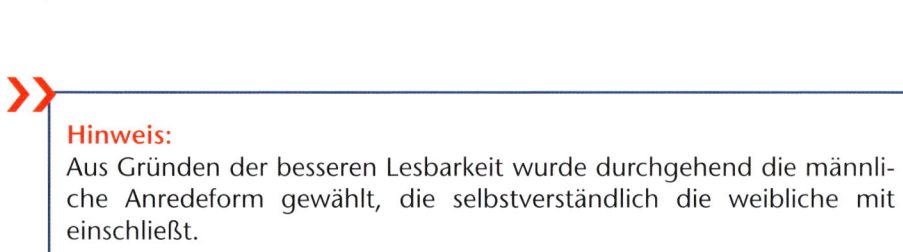

Hinweis:
Aus Gründen der besseren Lesbarkeit wurde durchgehend die männliche Anredeform gewählt, die selbstverständlich die weibliche mit einschließt.

Wo Sport Spaß macht

Dieter Koschel & Corinne Ferié

Vorbeugende Wirbelsäulengymnastik

Handreichungen für Übungsleiter und Mitarbeiter im Gesundheitssport

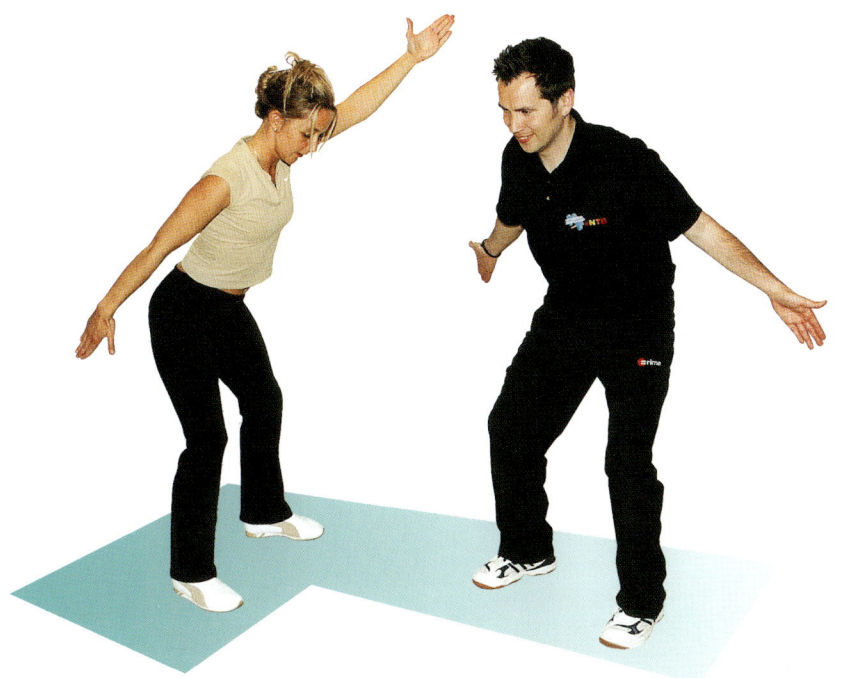

Meyer & Meyer Verlag

Originalausgabe:
Vorbeugende Wirbelsäulengymnastik –
Handreichungen für Übungsleiter und Mitarbeiter
Dieter Koschel/Corinne Ferié
Hrsg.: Niedersächsischer Turner-Bund e. V.
1996, TSF-Turn- und Sportfördergesellschaft mbH, Hannover

Vorbeugende Wirbelsäulengymnastik

Bibliografische Information Der Deutschen Bibliothek
Die Deutsche Bibliothek verzeichnet diese Publikation in der Deutschen
Nationalbibliografie; detaillierte bibliografische Daten sind im Internet über
http://dnb.ddb.de abrufbar.

3., überarb. Aufl. 2005
© 1997 by Meyer & Meyer Verlag, Aachen
Adelaide, Auckland, Budapest, Graz, Johannesburg, New York,
Olten (CH), Oxford, Singapore, Toronto
Member of the World
Sportpublishers' Association (WSPA)
Druck und Bindung: Finidr s. r. o., Český Těšín
ISBN-13: 978-3-89899-115-5
ISBN-10: 3-89899-115-6
E-Mail: verlag@m-m-sports.com

Inhalt

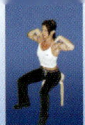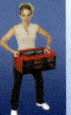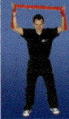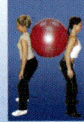 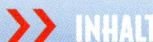

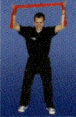 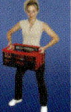 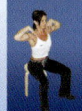

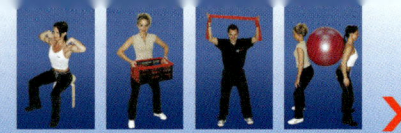
Vorwort

Der Gesundheits- und Fitnessmarkt boomt in Deutschland mit immer neuen Angeboten. Die Gesundheitspolitik hat die Effekte von Prävention durch Sport entdeckt. Die Menschen in Deutschland sind sensibilisiert durch öffentliche Medien und erfahren die Wirkung von Gesundheitssport am eigenen Leibe. Neben der inzwischen etablierten Wirbelsäulengymnastik liegt durch Nordic Walking derzeit das Herz-Kreislauf-Training im Trend.

Rückenbeschwerden und -erkrankungen sind nach wie vor die häufigsten Krankheitsbilder im täglichen Leben. Daher ist der Leidensdruck bei den Betroffenen groß, etwas für den eigenen Körper zu tun.

Dies haben Vereine und Verbände erkannt und bieten vielfältige Kurse an. Gesundheitsförderungskurse können von den Krankenkassen anerkannt und bezuschusst werden, wenn sie den festgeschriebenen Qualitätskriterien genügen. Dies ist beispielsweise bei dem bundesweit angebotenen Wirbelsäulengymnastik-Kurskonzept „Rücken-Fit" gegeben, das auf der Basis dieses Buches entwickelt wurde und mit aus der Feder der Autoren stammt.

Die vorliegende Handreichung für Übungsleiterinnen und Übungsleiter war ein Trendsetter in der 1. Auflage und ist in dieser 3. überarbeiteten Auflage auf Grund der oben beschriebenen Situation aktueller und wichtiger denn je für den Übungsleiter im Verein und andere Berufsgruppen, die sich dem Gesundheitssport verschrieben haben.

Die Autoren haben das Buch auf den neuesten Stand wissenschaftlicher Erkenntnisse gebracht, inhaltliche Ergänzungen vorgenommen und nicht zuletzt die derzeit gültigen gesundheitspolitischen Informationen eingearbeitet.

Dr. Hans Herbert Langer
Vorsitzender Gesundheitssport
Niedersächsischer Turner-Bund e. V.
Hamburg, 2005

1   Einleitung

Die Gesundheitsorientierung in der Bevölkerung steigt stetig. Damit nimmt auch die Nachfrage nach entsprechenden Bewegungsangeboten zu. Als Bewegungsanbieter Nummer eins ist hier nach wie vor der Sportverein wichtiger Partner der Bevölkerung.

Nach der Jogging- und Aerobic-Welle der 70er und 80er Jahre hat die Gesundheitsorientierung längst auch den Bereich der funktionellen Gymnastik erfasst. Was ehemals als Konditions- und Jedermanngymnastik bezeichnet worden ist, hat sich in „Low-impact-Aerobic", „High-impact-Aerobic", „Funktionsgymnastik", „Schongymnastik" oder „Wirbelsäulengymnastik" weiterentwickelt und ausdifferenziert.

1.1   Verändertes Bewegungsbedürfnis

Der Turner-Bund als Fachverband für Gymnastik und Gesundheitssport geht davon aus, dass eine grundlegende Änderung im Bewegungsbedürfnis breiter Bevölkerungsschichten stattgefunden hat. Dies hat mittlerweile Auswirkungen auf viele Vereine und ihre Vereinsangebote.

Aus diesen Gründen sind in Zusammenarbeit mit der Universität Osnabrück in den letzten Jahren spezielle Kursprogramme in Vereinen erprobt und deren Inhalte und Rahmenbedingungen ausgewertet worden. Das vorliegende Buch ist auf der Grundlage dieser Erkenntnisse entstanden und in über 10-jähriger Praxis von Wissenschaft und Anwendung weiterentwickelt worden.

Neben den unterschiedlichen Aerobic-Angeboten zeigt insbesondere die vorbeugende Wirbelsäulengymnastik steigenden Zulauf. Nahezu 50 % aller erwachsenen Bürger über 35 Jahre klagen über gelegentliche Beschwerden im Bereich des Bewegungsapparats, die nicht durch akute Unfälle und Verletzungen, sondern durch lang andauernden Verschleiß des Bewegungsapparats hervorgerufen werden. Diese Zahlen werden auch in Zukunft durch Bewegungsmangel, Fehlbelastungen am Arbeitsplatz, natürliche Degeneration im Alter usw. zunehmen und somit auch die Nachfrage nach entsprechenden Bewegungsangebo-

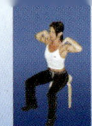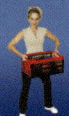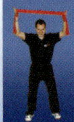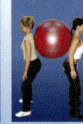

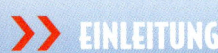

ten erhöhen. Die langfristigen Folgen von Fehlbelastungen der Gelenke und der Muskulatur sind bekannt: So beklagt die Arbeitswelt arbeitsbedingten Ausfall durch Skeletterkrankungen in 26 % aller Fälle.

Die „Vorbeugende Wirbelsäulengymnastik" sollte sich daher wie „High- und Low-impact-Aerobic" als dauerhaftes Vereinsangebot entwickeln. Der Niedersächsische Turner-Bund empfiehlt den Vereinen, mit der Kombination von Kurs- wie auch Dauerangeboten zum Thema „vorbeugende Wirbelsäulengymnastik" einen neuen Vereinseinstieg und Aktivitätsperspektiven für Neumitglieder und passive Vereinsmitglieder zu schaffen.

Mit dem Vereinsangebot „Vorbeugende Wirbelsäulengymnastik" lassen sich auch diejenigen Menschen gewinnen, die bislang keine Vereinsmitgliedschaft eingehen wollten und den Verein als Gesundheitssportanbieter bisher nicht wahrgenommen haben.

1.2   Funktionelle Bewegung zum Wohlfühlen

Leider steht bei vielen vorbeugenden Wirbelsäulengymnastikkursen ausschließlich der funktionelle Aspekt im Vordergrund. Das Programm setzt sich oft aus dem Vormachen und Nachüben rein funktionell orientierter Übungen aus der Krankengymnastik zusammen.

Wir meinen, in Vereinsangeboten müssen vielseitigere Akzente gesetzt werden. Oberstes Ziel ist die dauerhafte Teilnahme der Menschen an gesundheitsfördernden Bewegungsangeboten. Das psychosoziale Wohlbefinden der einzelnen Teilnehmer ist neben dem funktionellen Anteil des Programms gleich wichtig. Ein funktionelles Übungsprogramm wird nur dann in den alltäglichen Lebensrhythmus übernommen, wenn es in einer positiven (Gruppen-)Atmosphäre erlebbar gemacht wird und Spaß bringt.

Die Befragungen von Teilnehmern aus der Vereinsstudie der Universität Osnabrück belegen dies. Neben dem funktionsgymnastischen Anteil der Kurse haben vor allem spielerische Elemente, gesellige Rahmenprogramme und Gespräche außerhalb der Kursstunde einen hohen

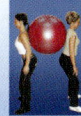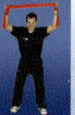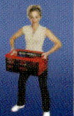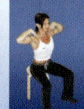

Stellenwert. Dieses Buch greift diese Aspekte auf, indem neben dem funktionellen Programmteil auch Möglichkeiten von Bewegungsspielen und Entspannungsübungen dargestellt werden. Hier greifen Inhalte von Kursen und Dauerangeboten ineinander, da innerhalb eines 10-Stunden-Kurses nur sehr begrenzt Zeit bleibt, die hierfür notwendigen Erfahrungen in ihrer Tiefe zu vermitteln.

Den Rücken entlasten –
eine Wohltat!

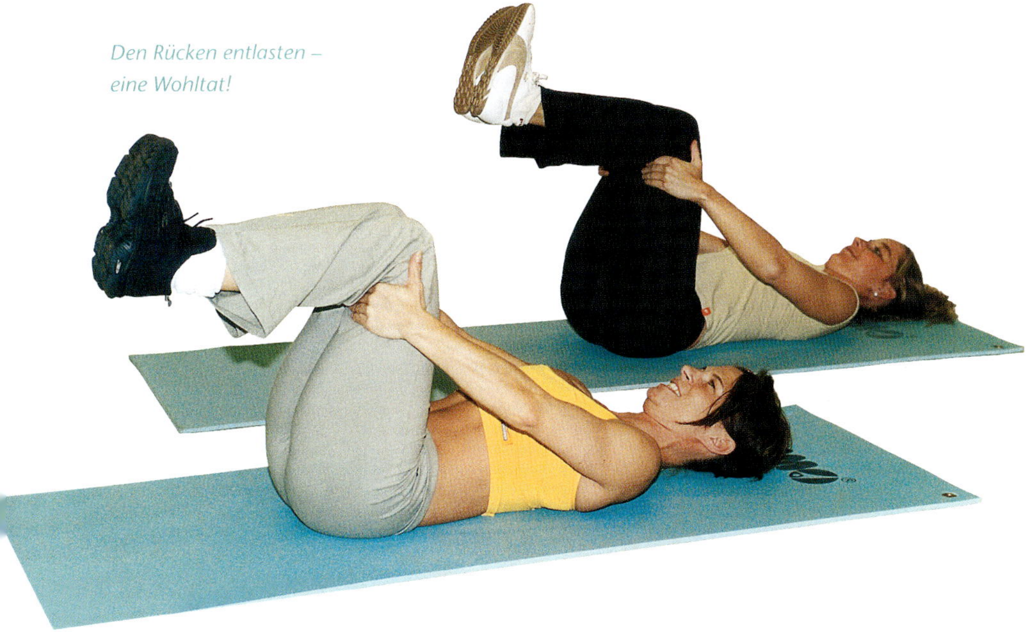

2 Wirbelsäulengymnastik – was für wen?

2.1 Was ist vorbeugende Wirbelsäulengymnastik?

Die vorbeugende Wirbelsäulengymnastik ist ein gezieltes Muskelaufbautraining für gesundheitsbewusste, gesunde Menschen.

Sie basiert auf den Prinzipien der funktionellen Gymnastik. Sie zielt vorrangig auf die Gesunderhaltung der Wirbelsäule ab und ist auf die Förderung der physiologisch gesunden Haltung des Menschen unter Berücksichtigung individueller Unterschiede ausgerichtet. Die anatomischen und physiologischen Besonderheiten der Wirbelsäule erfordern spezielle Übungen, z. B. für die Hals-, Brust- und Lendenwirbelsäule.

Durch das spezifische Programm der vorbeugenden Wirbelsäulengymnastik sollen die passiven Bestandteile der Wirbelsäule (Wirbelkörper, Bandscheiben, Bänder) vor mechanischer Überlastung geschützt werden. Diese Schutzfunktion kann nur eine Muskulatur erfüllen, die sowohl kraft- als auch dehnfähig ist. Neben diesem funktionellen Ansatz sollen in erster Linie die Bedürfnisse der Teilnehmer nach ganzheitlichem Wohlbefinden umgesetzt werden.

Basis der Wirbelsäulengymnastik:
Prinzipien der funktionellen Gymnastik

Außer einer Grundorientierung in den Bereichen Haltungsaufbau, Rückenschule, Stabilisations- und Mobilisationsübungen sowie begleitendes Kraft- und Dehntraining werden daher auch die Themen Lockerung der Muskulatur und Entspannung vermittelt. Der Aufbau einer Belastungssteuerung über vielfältige Körperwahrnehmung als wichtigste gesundheitsrelevante Komponente steht im Vordergrund.

Oberstes Ziel: Wohlbefinden vermitteln und Selbstmotivation aufbauen

Oberstes Ziel ist es, Wohlbefinden zu vermitteln und ein Übungsprogramm zu erarbeiten, das jeder Teilnehmer auch zu Hause durchführen

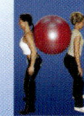
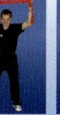
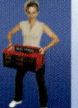
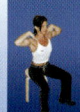

kann (Standardprogramm). Darüber hinaus sollen Impulse zur persönlichen Gesundheitsbildung und Verhaltensprävention gegeben werden.

> **Wirbelsäulengymnastik: abwechslungsreich und vielseitig**

Folgende **Praxiselemente** sollten in einem Programm angeboten werden:

- Einzel- und Gruppengespräche.
- Wahrnehmungsübungen für Haltung, Bewegung und Atmung.
- Lockerung verspannter Muskulatur.
- Stabilisationsübungen.
- Kräftigung der zur Abschwächung neigenden Muskulatur.
- Dehnung der Muskulatur.
- Mobilisationsübungen für die Wirbelsäule und die großen Gelenke.
- Rückengerechtes Verhalten im Sport und im Alltag.
- Rückengerechte Bewegungsspiele.

2.2 Für wen ist vorbeugende Wirbelsäulengymnastik geeignet?

Die Zielgruppe lässt sich beschreiben als:

- Neu- bzw. Wiedereinsteiger in Bewegung und Spiel (weniger in den Sport).
- Frauen und Männer, Alter etwa zwischen 35 und 65 Jahren.
- Im Beruf körperlich einseitig belastete Personen.
- Wellnessorientierte, weniger sportorientierte Personen.
- Gezielt an Körpererfahrung, Bewegung und Entspannung Interessierte.
- Menschen mit besonderer Belastung des Haltungs- und Bewegungsapparats und besonders schwach ausgeprägter Muskulatur.

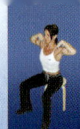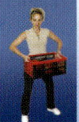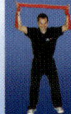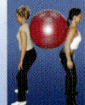

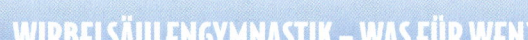

Im Gegensatz zum „Fitnesstraining" oder „Allroundtraining" werden durch die vorbeugende Wirbelsäulengymnastik also eher ältere und nicht so sportlich aktive Personen angesprochen.

Die Kursbezeichnung „Vorbeugende Wirbelsäulengymnastik" macht deutlich, dass das Programm in erster Linie auf das Training des rumpfnahen Halte- und Bewegungsapparats ausgerichtet ist und der Vorbeugung von Rückenbeschwerden dient. Die Bezeichnung „präventiv" wird vermieden, um den medizinisch-funktionellen Aspekt nicht überzubetonen.

2.3 Was ist bei der Durchführung besonders zu beachten?

Im Vordergrund steht die Stabilisation der Wirbelsäule, d. h. die Rumpfmuskulatur wird aktiv angespannt, um die Wirbelsäule in ihrer physiologischen Doppel-S-Form zu fixieren. Mit dieser Ausgangsposition können zusätzlich statische oder dynamische Bewegungsabläufe kombiniert werden. Die Stabilisation der sehr beweglichen Wirbelsäulensegmente HWS (Halswirbelsäule) und LWS (Lendenwirbelsäule) steht im Vordergrund!

> **Wichtig:**
> **Stabilisation der Gelenke und der beweglichen Wirbelsäulenabschnitte!**

Während des Übens muss die Körperhaltung aktiv kontrolliert werden. Im Mittelpunkt steht dabei die physiologisch richtige Stellung des Beckens. Auch der Kopf hat eine Führungsfunktion bei allen Bewegungsabläufen. Er wird immer achsengerecht in Verlängerung der Wirbelsäule gehalten: Das Kinn wird leicht rückenwärts gezogen, der Hinterkopf-Nacken-Bereich dadurch verlängert.

Mit Anfängern werden zunächst statische Grundhaltungen erarbeitet, danach schrittweise dynamische Bewegungsabläufe in das Programm

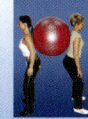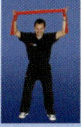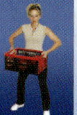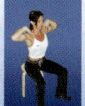

genommen. Diese werden langsam und mit konstanter Geschwindig-keit sowie kurzem Krafthebel ausgeführt. Die Bewegungsausschläge sind auf geringe Weiten begrenzt. Der Bewegungsrhythmus dynami-scher Bewegungen wird möglichst dem Atemrhythmus angepasst, d. h., in der Muskelanspannung wird ausgeatmet, in der Muskelentspan-nung eingeatmet. Durch die statische Muskelarbeit kann es zu gepres-ster Atemtätigkeit mit erhöhtem Druck im Brustraum und in den Ge-fäßen kommen. Deshalb ist vor intensiv-statischen Kräftigungsübun-gen eine entsprechende Atemtechnik einzuüben, die die so genannte *Pressatmung* vermeiden hilft.

Rotationsübungen des Rumpfs haben mobilisierende Wirkung auf die Wirbelsäulensegmente und sollten daher nur vorsichtig, individuell do-siert, d. h. muskulär geführt und in entlasteter Gelenkposition, in das Programm eingebaut werden.

Beachte:
Übungen mit langen Krafthebeln sind bei ungeübten Teilnehmern zu vermeiden!
Alle Übungen müssen schmerzfrei möglich sein!

Muskelentspannung: Einatmen
Muskelanspannung: Ausatmen

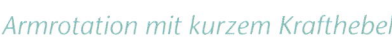
Armrotation mit kurzem Krafthebel

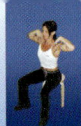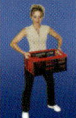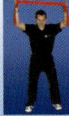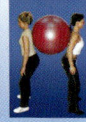

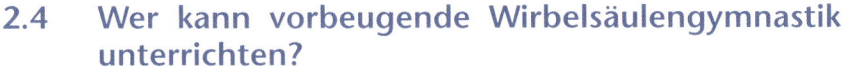
2.4 Wer kann vorbeugende Wirbelsäulengymnastik unterrichten?

Auf Grund der schwierigen Einschätzung der Belastbarkeit sind vorrangig Sport- und Physiotherapeuten, Gymnastiklehrer und Übungsleiter P bzw. R (Prävention und Rehabilitation) mit orthopädischem Schwerpunkt für die Leitung der Wirbelsäulengymnastikgruppen im Verein anerkannt.

Als Mindestqualifikation für eine Gruppenleitung „Vorbeugende Wirbelsäulengymnastik" (nur Kursangebot!) kann auch eine spezielle Kursleiterqualifikation für Übungsleiter der 1. Lizenzstufe genannt werden. Für Dauerangebote sollte die Ausbildung vertieft werden, da bei einer Dauerbetreuung noch intensiver und individueller auf einzelne Teilnehmer eingegangen werden muss und das Belastungsspektrum der Teilnehmer sehr groß sein kann.

Soll das Kursangebot als „Rücken-Fit-Kurs" Anerkennung durch die Krankenkassen im Rahmen der Gesundheitsvorsorge erhalten, ist hierfür die Qualifikation: Übungsleiter 2. Lizenzstufe Prävention und eine entsprechende Kursleiterschulung notwendig.

**Bedingung:
Ausreichende Kursleiterqualifikation**

Von einer Leitung entsprechender Gruppen durch nicht adäquat ausgebildete Übungsleiter wird bei dieser speziellen Zielgruppe abgeraten. Vereins- und Abteilungsvorstände übernehmen hier mit der Beauftragung von Gruppenleitern eine besondere Verantwortung.

Weitere Hinweise, die für die Gründung und Organisation eines Angebots „Vorbeugende Wirbelsäulengymnastik" wichtig sind, haben wir im Kapitel „Kursorganisation" ab Seite 110 zusammengestellt.

2.5 Ziele der vorbeugenden Wirbelsäulengymnastik

In der vorbeugenden Wirbelsäulengymnastik sollen die Teilnehmer

• grundlegende, funktionelle Bewegungsübungen zur Kräftigung und Dehnung der Muskulatur kennen lernen und durchführen.

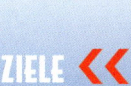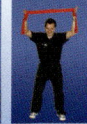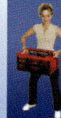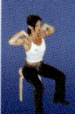

- spezielle, funktionelle Bewegungsübungen zur Stabilisation und Mobilisation der Wirbelsäule und der Gelenke kennen lernen und durchführen.
- ihr Bewusstsein für Haltung, Bewegung und Atmung verbessern.
- spezielle Kenntnisse über Aufbau, Funktion und Pflege der Wirbelsäule erwerben.
- Grundlagen der allgemeinen Haltungs- und Bewegungsschulung, wie z. B. rückengerechtes Sitzen, Stehen, Liegen, Bücken, Heben, Tragen, Hinlegen, kennen lernen und das persönliche Verhalten entsprechend rückengerecht verändern.
- ihre allgemeinen und speziellen Körperwahrnehmungs- und Entspannungsfähigkeiten verbessern.
- spezielle Gymnastikprogramme, wie z. B. Fuß- und Hockergymnastik, kennen lernen.
- gegebenenfalls vorbeugende Wirbelsäulengymnastik sportartbezogen anwenden können.
- **und besonders:** Spaß, Freude und Geselligkeit in der Gruppe erleben!

2.6   Inhalte der vorbeugenden Wirbelsäulengymnastik

Die vorbeugende Wirbelsäulengymnastik beinhaltet keine Aneinanderreihung von funktionellen Bewegungsübungen, sondern bleibt trotz der Funktionalität ganzheitlich.

Die im Hinblick auf die Gesunderhaltung bedeutsamen Kräftigungs- und Mobilisationsübungen erfüllen nur dann ihren Sinn, wenn der Teilnehmer ein Programm „Vorbeugende Wirbelsäulengymnastik" erlebt, bei dem er sich wohl fühlt. Sein Wohlbefinden ist abhängig von der auf ihn individuell zugeschnittenen Übungsauswahl und von der psychosozialen Einbindung in die Übungsgruppe. Die Ganzheitlichkeit kann konsequenterweise nur durch Einsatz eines vielseitigen Programms erreicht werden.

Folgende Inhalte bilden die Schwerpunkte:

2.6.1   *Allgemeine funktionelle Gymnastik*

Die funktionelle Gymnastik soll ein harmonisches Zusammenspiel der wichtigsten Skelettmuskeln fördern. Sie dient vorrangig dem Ausgleich von Bewegungsmangel und einseitigen Belastungen.

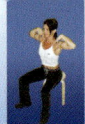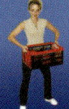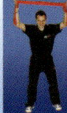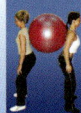
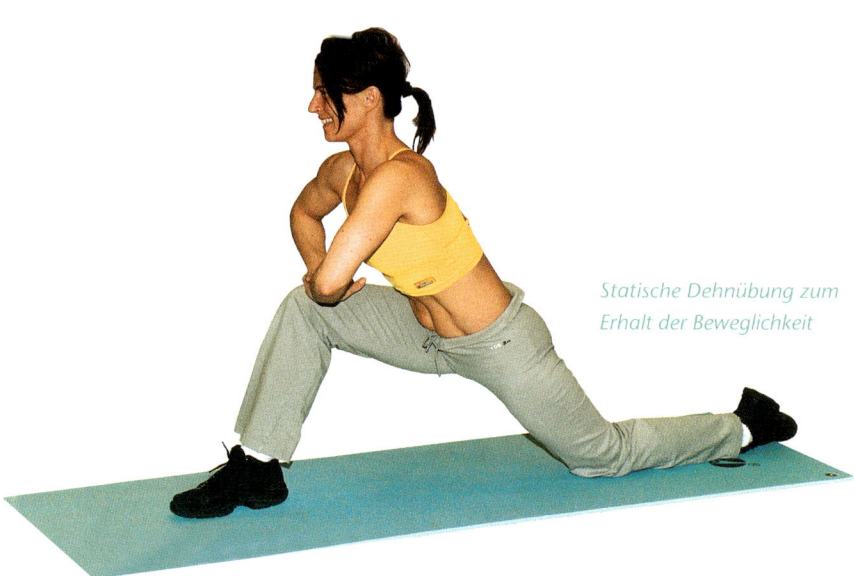

*Statische Dehnübung zum
Erhalt der Beweglichkeit*

Die funktionelle Gymnastik versucht langfristig, über eine Verhaltensänderung den weit verbreiteten degenerativen Erkrankungen des Haltungs- und Bewegungsapparats gegenzusteuern.

Das Kernstück der funktionellen Gymnastik sind Kräftigungs- und Dehnübungen, die auf Erkenntnissen der Sportmedizin, Bewegungs- und Trainingslehre basieren.

> **Schwerpunkte der funktionellen Gymnastik =
> Lockerungs-, Kräftigungs- und Mobilisationsübungen**

Dieser Bereich wird nach dem Programmteil ausführlich ab Seite 56 beschrieben.

2.6.2   Spezielle Wirbelsäulengymnastik

Stabilisationsübungen

Durch Stabilisationsübungen wird die Körpermuskulatur angespannt und eine bestimmte Körperhaltung sichergestellt. Ausweichbewegungen und Gelenkbelastungen können durch Körperstabilisation reduziert werden.

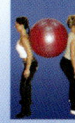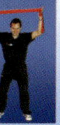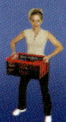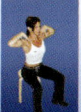

Stabilisation = Fixierung rückengerechter Körperhaltung durch Muskelanspannung

Die muskuläre Verspannung der Wirbelsäule ist mit der Verspannung eines Schiffsmastes vergleichbar. Der Wirbelsäule kommt als fester, in sich jedoch sehr beweglicher Stütze des Rumpfs die Aufgabe zu, die gesamte Last der oberen Körperhälfte auf den Beckengürtel zu übertragen.

Das fein abgestimmte, zusammenarbeitende System von Bauch- und Rückenmuskeln ermöglicht die aufrechte Haltung des Menschen.

Besondere Bedeutung haben zusätzliche, beckenstabilisierende Muskelgruppen, da sie das Becken als Basis der Wirbelsäule in einer wirbelsäulenschonenden Art und Weise fixieren.

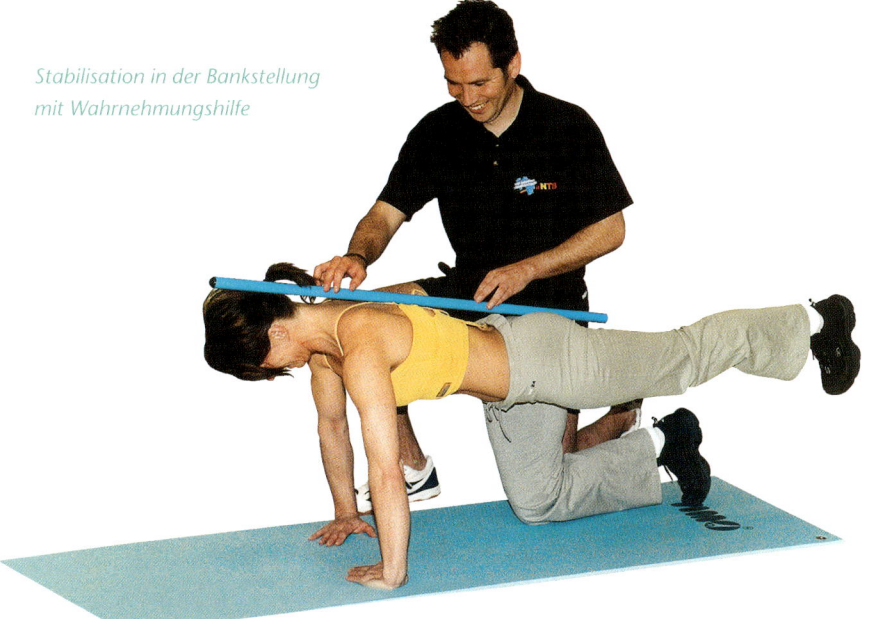

Stabilisation in der Bankstellung mit Wahrnehmungshilfe

Mobilisationsübungen

Die Wirbelsäule ist aus funktioneller Sicht ein für die aktive Bewegung ausgestattetes Achsenorgan. Eine gesunde Wirbelsäule ist in ihrem funktionellen Bewegungsrahmen beweglich.

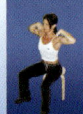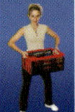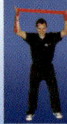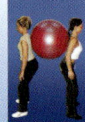
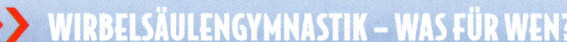
Die in der Wirbelsäulengymnastik eingesetzten Mobilisationsübungen sollen die physiologische Beweglichkeit der Wirbelsäule optimieren. Diese Übungen müssen aber individuell dosiert eingesetzt werden, da bei vielen Menschen die Beweglichkeit der Wirbelsäule eingeschränkt ist.

Die Wirbelsäulenabschnitte HWS und LWS sind durch Alltagsbewegungen im Hinblick auf ihre Beweglichkeit schon sehr strapaziert und dürfen deshalb nicht über das physiologische Maß hinaus noch beweglicher gemacht werden.

Mobilisation = muskulär geführte oder durch einen Partner durchgeführte Bewegungen zum Erhalt der physiologischen und koordinativen Gelenkbeweglichkeit

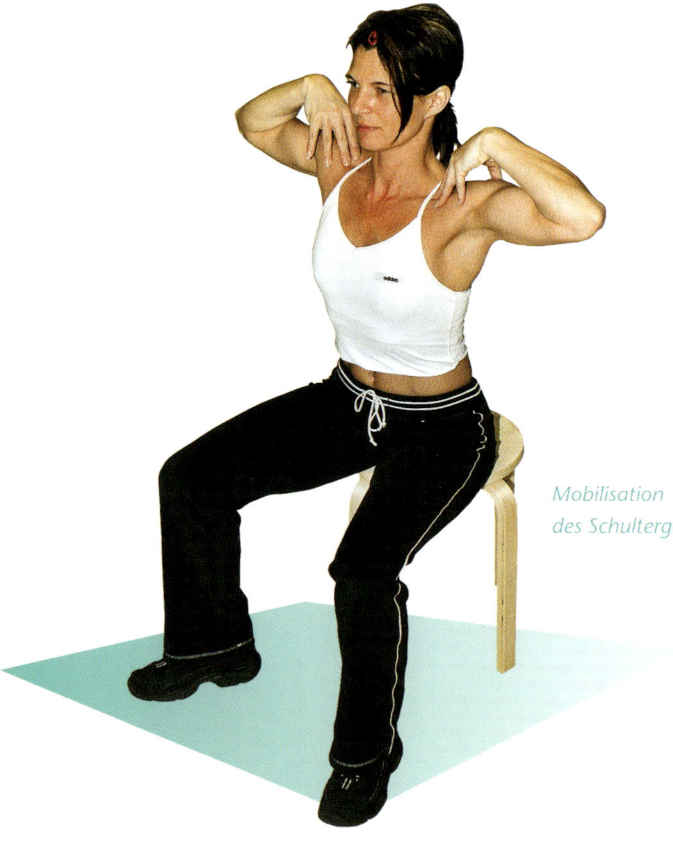

Mobilisation
des Schultergelenks

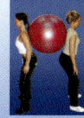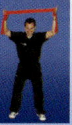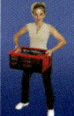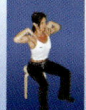

Fußgymnastik

Eine gute Statik der Füße und leistungsfähige Fußmuskeln begünstigen die gesamte Haltung. Die Füße beeinflussen die Stellung der Knie, Hüftgelenke, Wirbelsäule, oberen Extremitäten und des Kopfs. Das muskuläre Zusammenspiel zur Stabilisation der Wirbelsäule und des Beckens ist abhängig von den Druck- und Tastsinneszellen in den Füßen. Fußfehlstellungen stören dieses Informationssystem und können somit Haltungsschwächen und -schäden verursachen. Die Fußgymnastik soll die Fußmuskeln aktivieren und die Sensibilität der Füße und des Übenden erhöhen (Körperwahrnehmung).

Hockergymnastik

Die Hockergymnastik bietet sich als besondere Form der vorbeugenden Wirbelsäulengymnastik gut an. So sind im Sitzen ungünstige Ausweichbewegungen eher zu vermeiden als im Stehen! In aktiver Sitzhaltung ist der Körper stabilisiert, sodass die Muskeln der Wirbelsäule, aber auch Hüft- und Kniegelenke gelenkschonend auftrainiert werden können.

2.6.3   Körperwahrnehmung, Atmung und Entspannung

Grundlage einer gesundheitsorientierten Gymnastik ist die Wahrnehmung der Körperbewegungen, Körperhaltungen und Körperbelastungen. Nur hierüber ist eine persönliche Kontrolle der Bewegungsabläufe und Belastungen möglich. Eine wichtige Rolle spielen Atmung und Muskelentspannung.

Entlastungshaltung im Sitzen
(Teilentlastung)

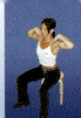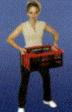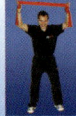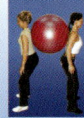
Im Einzelnen:

- Wahrnehmungsübungen zur Körperhaltung, Bewegung, Anspannung, Entspannung.
- Tastarbeit mit und ohne Gegenstände(n).
- Selbst- und Partnermassage.
- Atemübungen.

2.6.4 Allgemeine Haltungs- und Bewegungsschulung

Die allgemeine Haltungs- und Bewegungsschulung soll vermitteln, wie muskel- und gelenkschonende Körperhaltungen und Bewegungen während der Gymnastik, aber auch im Alltag durchgeführt werden können. Dazu gehören das rückengerechte Sitzen, Stehen, Gehen, Bücken, Heben, Tragen, Hinlegen, Liegen und Aufstehen.

Die Haltungs- und Bewegungsschulung wird durch viel-seitige Koordinations- und Gleichgewichtsübungen ergänzt.

Die Inhalte werden nicht so umfassend und detailliert behandelt wie in der Rücken-schule, sondern orientieren sich an den Körperhaltungen und Bewegun-gen, die für die Durchführung des Kurses bedeutend sind.

Dieser Bereich ist vorwiegend praxiso-rientiert.

Rückengerechtes Heben einer Kiste

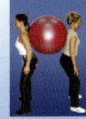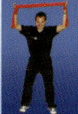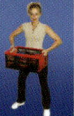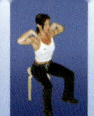
Kleine Spiele/Bewegungsspiele

In der vorbeugenden Wirbelsäulengymnastik sind Bewegungsspiele
empfehlenswert, die gruppendynamische Prozesse unterstützen
und keinen Wettkampfcharakter
besitzen. Bewegungsspiele können sehr gezielt die Haltungs-
und Bewegungsschulung unterstützen. Die Spielregeln müssen
gegebenenfalls verändert werden,
um belastungsgerechte Bewegungsabläufe zu begünstigen.

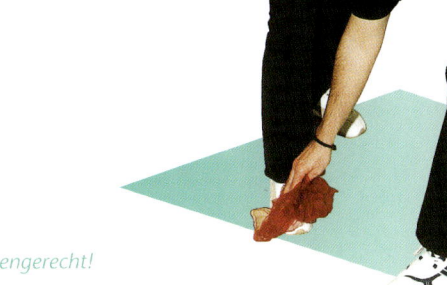

Schuhe putzen – rückengerecht!

Denkbare Veränderungen von Bewegungsspielen sind z. B.:

- Verlangsamung der Bewegungen, z. B. Balancieren statt Laufen.
- Rückengerechte Bewegungsabläufe automatisieren, d. h. rückengerechtes Hinsetzen, Bücken, Hinlegen bewusst in das Spiel integrieren.
- Bewegungen mit einem Stab auf dem Rücken ausführen las-sen, um die Körpereigenwahrnehmung zu erhöhen.
- Bewegungen mit geschlossenen Augen durchführen.

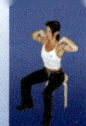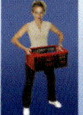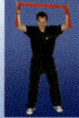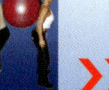
Wissensvermittlung

In der traditionellen Gymnastik ist die Methode des „Vormachens/ Nachmachens" vorherrschend. Theoriephasen zur Wissensvermittlung sind nicht üblich. Diese ausschließlich leiterorientierte und einseitige Vorgabe der Bewegungsabläufe widerspricht den pädagogischen Zielsetzungen des Gesundheitssports. Der ganzheitlich ausgerichtete Gesundheitssport verlangt die bewusste und mündige Auseinandersetzung des Teilnehmers mit seiner Bewegung und Belastung. Theoriephasen sind notwendig, weil die Teilnehmer Sachinformationen z. B. über das „Warum?" und „Wie?" der vorbeugenden Wirbelsäulengymnastik erhalten sollen.

Das Einfügen von Theoriephasen soll nicht zu sehr ausgedehnt werden, sodass die Gymnastik vorrangig bewegungsorientiert bleibt. Dauer und Platzierung von Theoriephasen in der Stunde hängen von der Stundenplanung und den Wünschen der Teilnehmer ab. Der zeitliche Rahmen von etwa 10 Minuten sollte in einer 60-minütigen Einheit nicht überschritten werden. Besonders empfehlenswert ist der Einsatz von Anschauungsmaterial wie Medien und Modelle. Einfach zu erhalten sind Informationsbroschüren, wie z. B. Informationshefte der Krankenkassen.

Themenvorschläge:

- Wie funktioniert unsere Wirbelsäule?
- Degenerative Wirbelsäulenleiden und Erkrankungen.
- Muskeln – der Motor für Haltung und Bewegung!
- Dehnen, Mobilisieren und Kräftigen – aber wie?
- Wie wirkt unsere Gymnastik auf den Körper?
- Wie be- und entlasten wir unsere Bandscheiben?

3　Wissenswertes zur Methodik

Neben der inhaltlichen Planung sind für eine gute Wirbelsäulengymnastikstunde auch grundlegende methodische Überlegungen wichtig.

Zu den methodischen Aspekten
- Belastung der Teilnehmer,
- Durchführung des Hauptteils,
- Übungsauswahl,
- Einsatz von Musik,
- Übungsleiterselbstbeobachtung

sind nachfolgend wichtige Hinweise und Tipps zusammengefasst.

3.1　Ausgewählte Aspekte der Planung und Durchführung von Übungsstunden

3.1.1　Körperliche Belastung der Teilnehmer

Bei der Planung und Durchführung einer Wirbelsäulengymnastikstunde sind Fragen zur Belastung der Teilnehmer von herausragender Bedeutung. Es ist ja oberstes Ziel der Wirbelsäulengymnastik, die Teilnehmer zu befähigen, ihre Belastung beim Üben selbst richtig zu dosieren und auch ein Gefühl für den richtigen Zeitpunkt einer Belastung zu erlangen.

Fragen zur angemessenen körperlichen Belastung des Bewegungsprogramms machen daher den roten Faden jeder Wirbelsäulengymnastikstunde aus.

Mögliche Fragen:
- Welche körperliche Belastbarkeit liegt bei einzelnen Teilnehmern vor?
- Ist das Programm belastungsgerecht und systematisch aufgebaut?
- Mit welcher Belastungshöhe beginnt das Programm?
- Werden die Belastungen für Muskulatur und Gelenke langsam gesteigert?
- Wie hoch ist die Gesamtbelastung für den Bewegungsapparat?

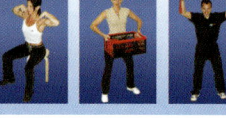

- Wechseln die Belastungs- und Erholungsphasen systematisch?
- Wechseln die beanspruchten Muskelgruppen und belasteten Gelenke?
- Entspricht die Übungsauswahl und die Übungsdurchführung den Erkenntnissen der funktionellen Bewegungslehre?
- Wie hoch und wie zahlreich sind die Belastungsspitzen für den Bewegungsapparat und das Herz-Kreislauf-System?
- Enthält das Programm blutdrucksteigernde Übungen, wie z. B. statische Anspannungsübungen?
- Werden Puls- bzw. Blutdruckkontrollen (z. B. bei gefährdeten Personen) durchgeführt?

3.1.2 Tipps zur Durchführung der funktionellen Gymnastik

Am Beispiel der Übung „Kräftigung der Bauchmuskulatur" werden einige ausgewählte Fragen aufgelistet, die bei der Planung und Durchführung der funktionellen Gymnastik hilfreich sein können. Die Aspekte lassen sich auf andere Übungen übertragen.

- Haben die Teilnehmer Wissen über die Anordnung und Funktion ihrer Bauchmuskeln? Sollte auf die Funktion der Bauchmuskeln eingegangen werden?
- Haben einzelne Teilnehmer bei der Übungsdurchführung Beschwerden bzw. äußerten sie diese während der bisherigen Kursstunde?
- In welchen Ausgangsstellungen kann die Bauchmuskulatur gekräftigt werden? Welche sind für die Teilnehmergruppe zu bevorzugen?
- Gibt es Vorteile/Nachteile der Ausgangsstellung?
- Worauf ist bei der Grundposition zu achten?
- Muss die Übung speziell vorbereitet werden?
- Sollte die Übung demonstriert werden?
- Wie wird die Übung angesagt? Ist die Übungsansage für alle verständlich?
- Führen die Teilnehmer die Übung korrekt aus?
- Wen soll man zuerst korrigieren?
- Wie kann am sinnvollsten korrigiert werden?
- Atmen alle Teilnehmer während der Muskelanspannung weiter?
- Wie reagiert man auf eventuell geäußerte Nacken- und Rückenverspannungen?

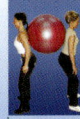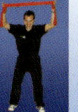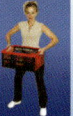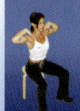
- Wie oft soll die Übung wiederholt werden?
- Differenziert man bei der Übung?
- Sind die Teilnehmer über- bzw. unterfordert?
- Welche Übung sollte folgen (Entlastung oder Belastungssteigerung)?
- Bestimmen die Teilnehmer die Wiederholungszahl der Übungen nach ihrem Trainingszustand?
- Sind Ausweichbewegungen möglich, die vermieden werden sollten?

3.1.3 Übungsauswahl

Die Übungsauswahl sollte immer wieder kritisch betrachtet werden, um das Programm möglichst optimal auf die Teilnehmer und deren körperliche Belastbarkeit abzustimmen.

Einige Übungen müssen vermieden werden, bei anderen muss der Übungsleiter die Wirkung der Übungsbelastung auf die einzelnen Teilnehmer genau beobachten oder auf bestimmte Ausführungskriterien besonderen Wert legen.

Übungen, die vermieden werden sollten:
- Sprünge.
- Schwunghafte Drehbewegungen (z. B. Hüft- und Kopfkreisen).
- Beugung oder Verdrehung der Wirbelsäule unter Last (z. B. Kasten seitlich anheben).
- Abrupte und schwunghafte Bewegungen, bei denen die Gelenke in die Endstellung kommen (z. B. schwunghaftes Armkreisen mit gestreckten Armen).

Besonders kritische Beobachtung der Teilnehmer bei folgenden Übungen:
- Übungen, bei denen der Kopf tiefer als der Rumpf und die Beine ist (sehr belastend für den Kreislauf).
- Auftretende Schmerzen sind grundsätzlich ein zu beachtendes Warnsignal mit notwendigen Konsequenzen (z. B. Abbruch der Übung).

Beobachtung der Bewegungsausführung:
- Kein schnelles Nachwippen bei Dehnübungen.
- Auf Atmung, vor allem das Ausatmen, immer wieder hinweisen (Gefahr von Blutdruckanstieg durch Pressatmung für Gehirn und Herz!).

- Ausführliche Demonstration der Übung mit präziser, kurzer Bewegungsansage und gegebenenfalls Hinweise auf mögliche Fehler geben.
- Eventuelle Unterlagerung der HWS und/oder LWS in Rückenlage, falls vom Teilnehmer gewünscht.

Zu berücksichtigende Grundsätze:

- Bück-, Trage-, Dreh- und Aufstehtechniken mit Teilnehmern wiederholt üben (z. B. das Tragen von Matten und kleinen Kästen).
- Übungen zum Haltungsaufbau, zur Haltungskorrektur und Körperbewusstseinsschulung einbauen.
- Die Bewusstmachung der Bewegung einschließlich der Sensibilisierungs- und Wahrnehmungsübungen ist ein grundlegendes Arbeitsprinzip.
- Stabilisierung der Wirbelsäule in ihrer physiologischen Doppel-S-Form, keine Extrempositionen (z. B. Hohlkreuz) einnehmen.
- Einzelkorrekturen, um schädliche Übungsausführungen zu vermeiden.
- Ausgewählte Einzelübungen in jeder Unterrichtseinheit wiederholen, um richtige Bewegungsabläufe zu automatisieren und zum Wiederholen für zu Hause.

3.1.4 Einsatz von Musik und Musikauswahl

Grundsätzlich wird der Einsatz von Musik befürwortet. Allerdings sind gerade in der Wirbelsäulengymnastik einige Planungshinweise zu beachten.

Musik sollte in der Wirbelsäulengymnastik sehr dosiert eingesetzt werden. Vor allem im funktionellen Teil ist die Körperorientierung wichtig. Zu laute und zu rhythmische Musik kann eher ablenkend wirken, die Konzentration auf den eigenen Körper mindern und zu fremdbestimmtem Bewegungsrhythmus führen. Ruhige, entspannende Phasen dagegen lassen sich gut mit Musik untermalen, allerdings ist hier auf die richtige Auswahl der Musik zu achten.

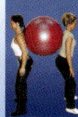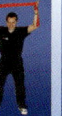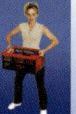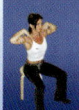

Nachfolgende Tipps helfen bei der geeigneten Musikauswahl:
- Welchen Musikgeschmack haben voraussichtlich Teilnehmer und Übungsleiter?
- Trägt die ausgewählte Musik zu einer positiven Kursatmosphäre bei?
- Passt der Musikrhythmus zur geplanten Bewegungsaufgabe?

Musikeinsatz
- Bringt die Musik die Teilnehmer ungewollt in einen zwanghaften Bewegungsrhythmus und damit in eine Überlastung?
- Ist eine funktionelle Bewegungsausführung unter Einsatz der Musik gewährleistet? Ist dies im Sinne der Gesundheitsvorsorge bedenklich?
- Empfinden die Teilnehmer die Musiklautstärke als angenehm (Nachfrage vornehmen!)?
- Sind die Übungsansagen bei Musik für die Teilnehmer klar und verständlich?

Empfehlungen für die Handhabung:
- Vor Beginn die Musikanlage, Musikkassetten und CDs überprüfen.
- Selbst bespielte Tonträger können bewusst aufgenommene Pausen, z.B. für Phasen der Information oder des Organisationswechsels, enthalten.
- Verschiedene Tonträger für die einzelnen Stundenelemente vorbereiten.

3.1.5   Übungsleiterselbstbeobachtung

Für eine Wirbelsäulengymnastikstunde, in der sich die Teilnehmer wohl fühlen, sind über die inhaltliche Planung und methodische Durchführung hinaus weitere Aspekte bedeutsam, die im Wesentlichen vom Übungsleiter und seinem Verhalten gegenüber den Teilnehmern abhängen.

Mit Fragen an sich selbst kann der Übungsleiter sein Verhalten und seine Entscheidungen dahin gehend überdenken.

- Wo stehe/sitze/liege ich am günstigsten? Können mich alle Teilnehmer sehen?
- Ist meine Übungsdemonstration eindeutig?

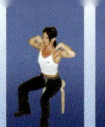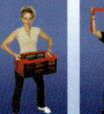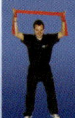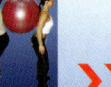

- Beschreibe und erkläre ich zu Beginn der Einstiegsphase das Programm?
- Welchen Stellenwert haben gruppendynamische Prozesse für mich?
- Wie reagiere ich auf Unterhaltungen während der Übungen?

- Nehme ich Signale der körperlichen Überlastung, psychischen Verfassung oder Stimmung der Teilnehmer wahr?
- Wie reagiere ich?
- Wie flexibel gestalte ich das Programm, z. B. Korrekturphasen, Veränderung der Belastungshöhe in Abhängigkeit von der Tageszeit, des Klimas o. Ä.?
- Nehme ich Gestaltungs- und Bewegungsvorschläge der Teilnehmer auf?

- Gebe ich Erklärungen über die Wirkung, Belastungshöhe und Gefahren einzelner Übungen? Wann und wie ausführlich?
- Wann korrigiere ich fehlerhafte Bewegungsausführungen?
- Wie, wen, wie oft korrigiere ich?
- Wird die Korrektur vom Teilnehmer umgesetzt?

- Frage ich bei Stundenabschluss die Teilnehmer nach Wohlbefinden, Musikauswahl, Übungsauswahl, Belastungshöhe, Belastungsdauer, Zustand der Muskulatur/Gelenke?
- Gebe ich Hinweise und Hilfen für die Gymnastik außerhalb des Kurses?

4   Wissenswertes zur Anatomie

4.1   Aufbau und Funktion der Wirbelsäule

Die Wirbelsäule ist ein Wunderwerk der Natur. Sie ist einerseits extrem belastbar, z. B. bei stundenlangem Stehen, andererseits kann man sie auch in hohem Maße drehen und beugen.

Diese Beweglichkeit und Belastbarkeit ergibt sich aus dem gegliederten Aufbau der einzelnen Bewegungselemente: Jedem knöchernen Wirbelkörper folgt eine elastische Zwischenwirbelscheibe, die Bandscheibe. Insgesamt fügen sich so zwischen 24 Wirbelkörper 23 elastische Bandscheiben und dadurch sind Dreh- und Beugebewegungen in alle Richtungen möglich.

Die einzelnen „Bausteine" sind aber nicht in einer senkrechten Linie oder Stabform, sondern in einer leicht geschwungenen Kurvenform (Doppel-S-Form) angeordnet. Durch die Bandscheiben und den S-förmigen Verlauf der Wirbelsäule werden senkrechte Stoßbewegungen sehr gut abgefedert. Die Wirbelsäule wirkt wie ein mechanischer „Stoßdämpfer". Allerdings wird die Wirbelsäule, insbesondere die Bandscheiben, bedingt durch diese spezielle Form, besonders bei bestimmten Bewegungsabläufen, wie z. B. beim Beugen und Tragen, enorm belastet. Die Bandscheiben sind damit einem erheblichen Verschleiß ausgesetzt, der durch ungünstige Bewegungsformen ebenso wie durch Bewegungsmangel noch verstärkt wird.

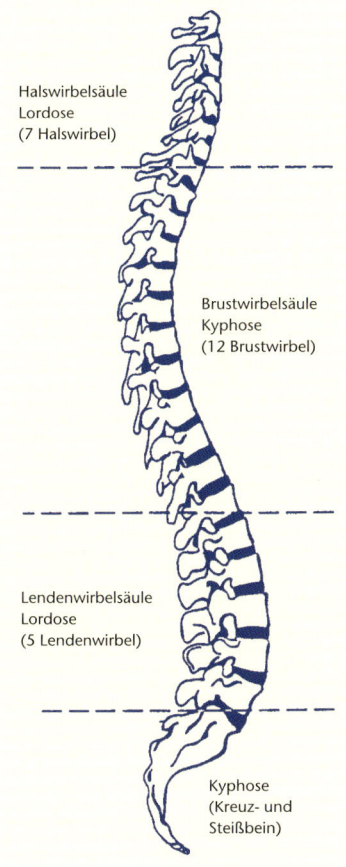

Aufbau der menschlichen Wirbelsäule

Halswirbelsäule
Lordose
(7 Halswirbel)

Brustwirbelsäule
Kyphose
(12 Brustwirbel)

Lendenwirbelsäule
Lordose
(5 Lendenwirbel)

Kyphose
(Kreuz- und Steißbein)

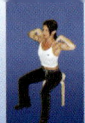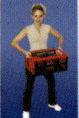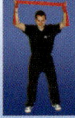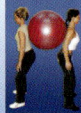
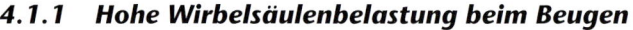

4.1.1   Hohe Wirbelsäulenbelastung beim Beugen

Wer steht, belastet seine Wirbelsäule bereits mit einem Gewicht von mehr als zwei Zentnern. Noch höher liegen die Belastungen, wenn man sich im Stehen leicht nach vorn beugt oder gar einen Gegenstand hochhebt.

Neben ihrer stoßdämpfenden und tragenden Funktion für Kopf und Rumpf hat die Wirbelsäule noch eine schützende Aufgabe für das im Wirbelkanal eingeschlossene Rückenmark.

Kommt es zu einer Schädigung der Bandscheiben und in deren Folge zu einer Vorwölbung oder Verlagerung von Bandscheibenmasse in Richtung Wirbelkanal, so können die im Wirbelkanal verlaufenden Nervenwurzeln gereizt oder gar eingeklemmt werden. Die Reizung wird dann als heftiger Rückenschmerz wahrgenommen und kann mit Reflexausfällen und Empfindungsstörungen (Taubheitsgefühl) der Beine einhergehen (Ischiassyndrom). Dabei führt eine schmerzhafte Bewegungsbeeinträchtigung meist auch zu unbeabsichtigter Fehlhaltung und anschließend zu Muskelverspannungen. Diese lösen wiederum erneut Schmerzen aus, sodass sich daraus ein sich selbst erhaltender Teufelskreis Schmerz – Muskelkrampf – Schmerz ergibt.

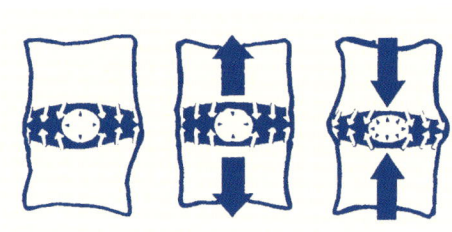

Bandscheiben in der Be- und Entlastung

Bandscheiben brauchen Entlastung

Nicht alle Beschwerden, die auftreten können, hängen jedoch mit einer Verlagerung des Bandscheibengewebes zusammen. Der Druck unseres Körpergewichts auf die Bandscheibenpolster bewirkt, dass Flüssigkeit aus den Bandscheibenkernen an das umgebende Gewebe abgegeben wird. Bei der Entlastung im Liegen, also vor allem nachts, tanken die Bandscheiben, vergleichbar mit einem Schwamm, die abgegebene Flüssigkeit wieder auf.

Dieser Effekt geht jedoch mit fortschreitendem Alter immer mehr verloren. Die Bandscheiben verlieren an Volumen und Elastizität.

Bei gewohnter Wirbelsäulenbeanspruchung wird dies durch die Rückenmuskulatur ausgeglichen.

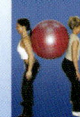
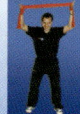
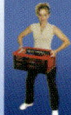
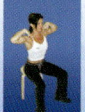

Die Funktion der Muskulatur

Eine kräftige, trainierte Wirbelsäulenmuskulatur kann deshalb Beschwerden vermeiden helfen. Eine schwache, bei Beanspruchung schnell erschöpfte Muskulatur kann die Wirbelsäule bei Belastung durch ihre Stützfunktion nicht ausreichend schützen; degenerative Wirbelsäulenerkrankungen können daraus langfristig resultieren.

Neben den bislang erwähnten Ursachen können Rückenschmerzen auch aus einer Überbeanspruchung der Wirbelgelenke entstehen, die eine Folge der Bandscheibenveränderung ist.

Extreme, unkoordinierte Rumpfbewegungen stellen eine hohe Belastung für das System Wirbelsäule dar und sollten deshalb vermieden werden.

Zwei Wirbel mit Bandscheibe – ein Bewegungselement

Das Bild zeigt ein Bewegungssegment aus Wirbelkörpern und dazwischenliegender Bandscheibe. Die zwischen den einzelnen Wirbelkörpern liegenden Bandscheiben bilden so eine Art natürliche „Stoßdämpfer".

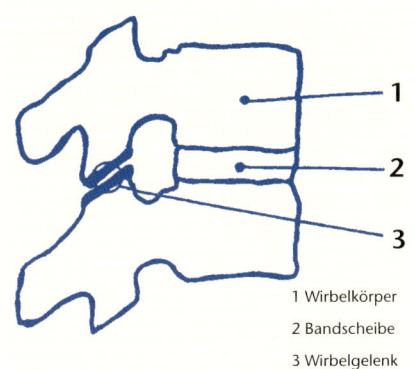

Schema eines Bewegungselements

1 Wirbelkörper
2 Bandscheibe
3 Wirbelgelenk

Durch Verschleiß oder wiederholte Fehlhaltungen der Wirbelsäule, z. B. durch eine häufig eingenommene Rundrückenhaltung, werden die Abstände zwischen den Wirbelkörpern verringert. Dadurch kommt es zu einer erhöhten Belastung und Abnutzung der Wirbelgelenke, die sehr schmerzhaft sein kann. Deshalb sollte die Bandscheibe möglichst häufig gleichmäßig belastet werden, um solche vermeidbaren Beschwerden durch Verschleiß zu vermeiden.

Bei einer aktiv-aufrechten Körperhaltung ist die günstigste Bandscheiben-Druckbelastung gegeben. Im Gegensatz dazu kann es durch einseitige, oft berufsbedingte Fehlhaltungen und Bewegungsmangel zu wiederholter punktueller Bandscheibenbelastung kommen. Eine schwach ausgeprägte Muskulatur unterstützt diese Tendenz, sodass sich hieraus wiederkehrende Beschwerdesituationen und auf Dauer eine Körperfehlhaltung entwickeln können.

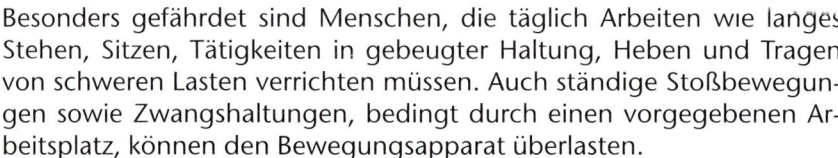

Besonders gefährdet sind Menschen, die täglich Arbeiten wie langes Stehen, Sitzen, Tätigkeiten in gebeugter Haltung, Heben und Tragen von schweren Lasten verrichten müssen. Auch ständige Stoßbewegungen sowie Zwangshaltungen, bedingt durch einen vorgegebenen Arbeitsplatz, können den Bewegungsapparat überlasten.

Dies sind Hauptursachen der Überbeanspruchung von Gelenken: Bandscheibenverschleißerkrankungen sind die langfristige Folge.

Zur Verhinderung von Rückenschmerzen bzw. zur Vorbeugung sollten also Fehlhaltungen vermieden und es sollte für eine ausreichende Kräftigung der Rückenmuskulatur gesorgt werden.

4.1.2   Wirbelsäule und Muskulatur im Gleichgewicht

Die Wirbelsäulenform und die muskuläre Situation jedes Menschen ist höchst individuell. Zum einen ist der körperliche Zustand erblich bedingt, zum anderen hat jeder Mensch seine spezielle Lebenssituation, die bestimmt, ob er beispielsweise Bewegungs- und Trainingsmöglichkeiten wahrnimmt, berufsbedingte Zwangshaltungen einnimmt und ob Bewegungsmangel vorliegt. Dabei gilt jedoch für alle Menschen der gleiche Grundsatz: Eine gesunde Wirbelsäule braucht eine gesunde, kräftige Muskulatur, die der Wirbelsäule Halt gibt, sie entlastet und schützt.

Ein optimales Wirbelsäulentraining erfordert somit eine individuelle Analyse der körperlichen Situation und der Lebens- und Arbeitsbedingungen, um, daraus abgeleitet, ein individuell angepasstes, effektives Wirbelsäulengymnastikprogramm zusammenzustellen. Innerhalb einer Wirbelsäulengymnastikgruppe sollte daher vielfältig differenziert werden, damit der Teilnehmer im Rahmen des Gruppenprogramms ein individuell zugeschnittenes Training angeboten bekommt.

Trotz aller Individualisierung lassen sich für das Wirbelsäulengymnastikprogramm grundsätzliche Tipps für die Trainingsschwerpunktsetzung geben. Basis allen Wirbelsäulentrainings sollte das körpergerechte Haltungstraining sein. Übungen zur Körperwahrnehmung sollen die Gewohnheitshaltung bewusst machen und durch Vermittlung der aktiv-aufrechten Haltung sollen die Teilnehmer ihre individuell optimale Haltung erspüren und verstehen. Die erarbeitete aktive Haltung ist gleichzeitig als Stabilisationsposition die Basis für die Wirbelsäulengym-

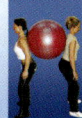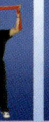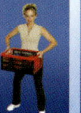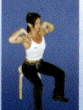

nastikübungen. Diese aktiv-aufrechte Körperhaltung wird von bestimmten Muskeln unterstützt, die vorrangig in der Wirbelsäulengymnastik gekräftigt werden sollten. Das sind insbesondere:

- die gesamte Rückenmuskulatur, inklusive der schulterblattverspannenden Muskulatur,
- die Bauchmuskeln,
- die Gesäßmuskulatur (großer Gesäßmuskel und Beinabspreizer),
- die schultergürtelverspannende Muskulatur inklusive der Brustmuskulatur,
- sowie die Beinmuskulatur.

Für eine aufrechte Haltung ist der gesamte Körper zuständig, die Haltearbeit begrenzt sich somit muskulär nicht auf den Rumpf.

Beweglichkeit durch Mobilisation
Haltung erfordert auch Beweglichkeit. Deshalb sollten die großen Gelenke wie Sprung-, Knie-, Hüft- und Schultergelenk regelmäßig mobilisiert werden. Die Bewegung – idealerweise in der Entlastung – schult das jeweilige Gelenk in seiner Bewegungsweite und regt die Ernährung des gelenkschützenden Knorpels an. Mobilisationsübungen können sehr gut in die Erwärmungsphase integriert werden.

Beweglichkeit durch Dehnung
Zum Erhalt oder – bei Bewegungseinschränkung – zur Verbesserung der Beweglichkeit dienen Dehnübungen. Das Dehnprogramm erfolgt am besten zum Stundenende, nachdem der Körper nach dem Kräftigungsprogramm beispielsweise durch die Entspannungsphase Zeit zur Regeneration hatte. Insbesondere die im Krafttraining intensiv gekräftigten Muskeln und die Muskeln, die bedeutsam für die aktiv-aufrechte Haltung und die Beweglichkeit in Alltagssituationen sind, sollten dann gedehnt werden. Dazu zählen:

- Brustmuskulatur,
- Oberschenkelvorder- und -rückseite,
- Hüftbeuger,
- Wadenmuskulatur (Wadenzwillings- und Schollenmuskel),
- Beinanzieher sowie die
- seitliche Halswirbelsäulenmuskulatur (insbesondere Kapuzenmuskel).

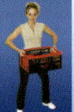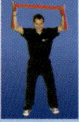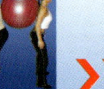

Ausgewählte Muskelgruppen der Körpervorderseite

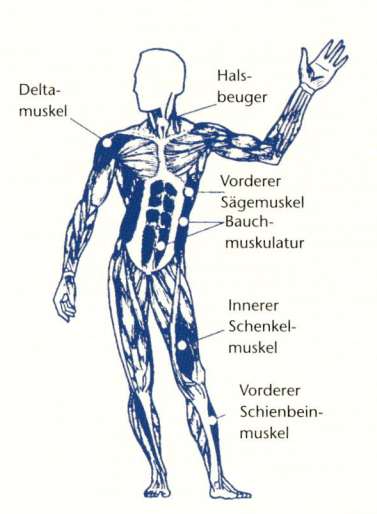

Delta-muskel

Hals-beuger

Vorderer Sägemuskel

Bauch-muskulatur

Innerer Schenkel-muskel

Vorderer Schienbein-muskel

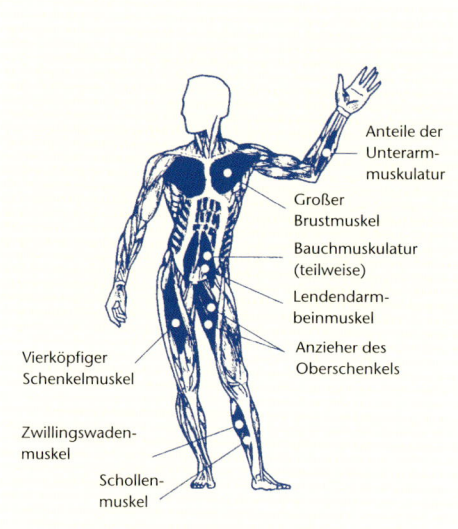

Anteile der Unterarm-muskulatur

Großer Brustmuskel

Bauchmuskulatur (teilweise)

Lendendarm-beinmuskel

Anzieher des Oberschenkels

Vierköpfiger Schenkelmuskel

Zwillingswaden-muskel

Schollen-muskel

Ausgewählte Muskelgruppen der Körper-rückseite

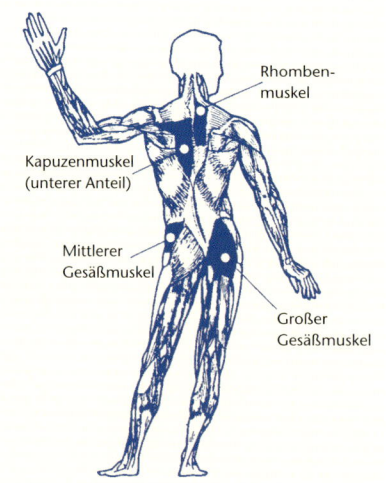

Rhomben-muskel

Kapuzenmuskel (unterer Anteil)

Mittlerer Gesäßmuskel

Großer Gesäßmuskel

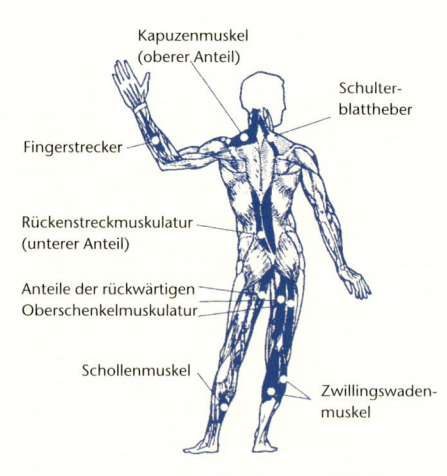

Kapuzenmuskel (oberer Anteil)

Schulter-blattheber

Fingerstrecker

Rückenstreckmuskulatur (unterer Anteil)

Anteile der rückwärtigen Oberschenkelmuskulatur

Schollenmuskel

Zwillingswaden-muskel

5 Das Wirbelsäulengymnastik-programm

Die Unterschiede zwischen Kursprogramm und Dauerangebot
Der in diesem Buch beschriebene Kurs ist ein zeitlich begrenztes Übungsprogramm, insbesondere für Untrainierte und nicht sport-artspezifisch Trainierende. Das Grundprogramm ist auf die Gesunder-haltung und das körperlich-seelische Wohlbefinden der Teilnehmer ausgerichtet.

Ein Dauerangebot „Vorbeugende Wirbelsäulengymnastik" sollte auf dem Kurs aufbauen. Die Vielseitigkeit der Übungs- und Gerätevariatio-nen im Dauerangebot kann die Teilnehmer zu lebenslanger, gesund-heitsorientierter Bewegung motivieren.

Besondere Hinweise zum Kursprogramm
Abgesehen von der Herz-Kreislauf-Anregung im Erwärmungs- und Spielteil wird im Kursprogramm kein Ausdauertraining eingeplant, um den speziellen Kursinhalten genügend Raum zu lassen. Mögliche Ge-lenk- und Bandscheibenüberlastungen, z. B. durch Laufen und Sprin-gen, sind zu vermeiden.
   Das Programm hat zum Ziel, den Teilnehmern auch Gesundheits-wissen zu vermitteln. Die im Programm eingebaute Information dient mit den Themenbereichen „Zu Hause üben – wie geht das?", „Rücken-gerechte Alltagsbewegungen" und „Wie sieht unsere Wirbelsäule aus?" diesem Ziel.

Im Rahmen von Aufgabenstellungen durch den Kursleiter sollten Pra-xiseinheiten möglichst so aufgebaut sein, dass auch Trainingsphasen entstehen, in denen die Teilnehmer weitestgehend selbstständig Belas-tungen und Übungsabläufe gestalten. Im Kursprogramm ist dies vor al-lem in der zweiten Kurshälfte möglich. Die Programmkonzeption lässt dem Kursleiter dafür entsprechenden zeitlichen Spielraum.
   Erfahrungsgemäß nehmen die Teilnehmer Kursangebote regel-mäßig wahr, sodass die Teilnehmerfluktuation gering ist. Ab der 2./3. Kursstunde wird daher in der Kursplanung von einem Stufenpro-gramm mit aufeinander aufbauenden Inhalten ausgegangen. Dies be-

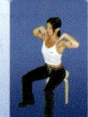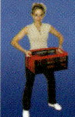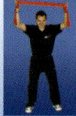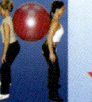
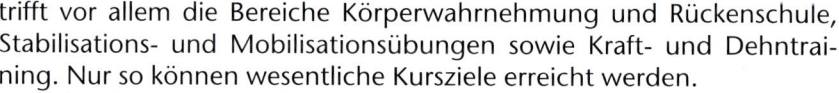
trifft vor allem die Bereiche Körperwahrnehmung und Rückenschule, Stabilisations- und Mobilisationsübungen sowie Kraft- und Dehntraining. Nur so können wesentliche Kursziele erreicht werden.

Auf Seite 40/41 sind die Einzelstunden als Tabelle dargestellt. Die Stundeninhalte sind nach Stundenphasen gegliedert. Anschließend werden die Stundenthemen ausführlich im Block beschrieben. Die Zuordnung dieser Themen zu den Einzelstunden des Kurses kann entweder auf Grund der Tabelle oder der tatsächlichen Stundenverläufe erfolgen.

5.1 Strukturierung der einzelnen Kursstunden

Die einzelnen Stunden sind in sechs Phasen gegliedert. Die Stundenphasen sollten in der Regel jedes Mal berücksichtigt werden, um die Vielfalt des Programms zu erhalten.

Die Zeitumfänge müssen, je nach Dauer der Kurseinheit (60 und 90 Minuten), verändert werden. Bei 60-Minuten-Kurseinheiten ist es sinnvoll, wahlweise entweder Haltungs- und Bewegungsschulung/Körperwahrnehmung oder Entspannung in das Programm aufzunehmen (siehe *).

60-Minuten-Stunde	90-Minuten-Stunde	Stundeninhalte
5 Minuten	5 Minuten	**Stundeneinstieg** • Gespräch • Befindlichkeit
10 Minuten	15 Minuten	**Vorbereitungsphase** • Erwärmung • Bewegungsspiele
10 Minuten*	15 Minuten	**Haltungs- und Bewegungsschulung Körperwahrnehmung**
25 Minuten	30 Minuten	**Spezielle WS-Gymnastik** • Stabilisation, Kräftigung, Lockerung, Dehnung, Mobilisation
10 Minuten*	15 Minuten	**Bewegungsspiele Entspannung, Cool down**
10 Minuten	10 Minuten	**Abschlussphase Gespräch, Information**

* = wahlweise

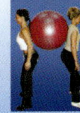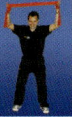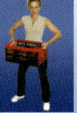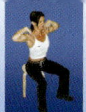

Einstieg (ca. 5 min)
Der Einstieg dient
- der Besprechung organisatorischer Aspekte.
- dem Rückblick auf die letzte Stunde.
- der Befragung nach dem momentanen Wohlbefinden.
- der Befragung nach dem Wohlbefinden nach der letzten Stunde.
- sonstigen gruppenbezogenen Gesprächsthemen.

Vorbereitungsphase (10-15 min)
Die Vorbereitungsphase dient neben der allgemeinen Aufwärmung zur Einstimmung auf die Stunde. Die Kursteilnehmer erfahren die wohltuende Wirkung und Einfachheit von gymnastischen Übungen nach Musik. Sie haben die Möglichkeit, von ihrem Alltag abzuschalten. Die Übungen werden mit kurzem Hebel ausgeführt, sind abwechslungsreich und dürfen die Kursteilnehmer nicht überfordern. Die Präsentation der Übungen durch den Kursleiter muss motivierend sein. Bewegungsspiele können zur Entwicklung gruppendynamischer Prozesse eingesetzt werden.

Haltungs- und Bewegungsschulung (10-15 min)
Die Haltungs- und Bewegungsschulung wird vom jeweiligen Schwerpunktthema der Kursstunde bestimmt. Vor der Behandlung des neuen Themas wird der Schwerpunkt der letzten Stunde kurz wiederholt und die Kursteilnehmer bekommen Gelegenheit, über ihre individuellen Erfahrungen mit dem Gelernten zu berichten. Diese Phase zeichnet sich durch einen häufigen Methodenwechsel aus, wie z. B. Kursleitervortrag, Kursleiterdemonstration, Einzel-/Partner-/Gruppenarbeit.

Spezielle Wirbelsäulengymnastik (25-30 min)
Die spezielle Wirbelsäulengymnastik besteht aus Übungen der funktionellen Kräftigungs- und Dehngymnastik sowie aus Stabilisations- und Mobilisationsübungen einschließlich der notwendigen Lockerungs-, Entlastungs- und Atemübungen.

Entspannungsphase (10-15 min)
In der Entspannungsphase werden unterschiedliche Entspannungsmethoden angewandt. Besonders bewährt haben sich die Muskelentspannung nach Jacobsen (PMR), Fantasiereisen, variationsreiche Partnerübungen zur Körperwahrnehmung, Igelballmassage u. Ä.

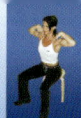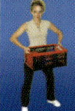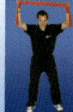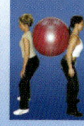

Abschlussphase und Dehnungen (ca. 10 min)

- Aktivierung nach Entspannungsphase.
- Standarddehnungen.
- Befindlichkeitsabfragen nach Entspannung.
- Fragen der Teilnehmer zur Stunde beantworten.

5.2 Das Kursprogramm im Überblick

Das Programm ist nachfolgend im Überblick zusammengestellt. Die inhaltlichen Schwerpunkte sind durch Kreuze innerhalb der Einzelstunden gekennzeichnet.

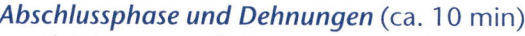

Kursstunde	1	2	3	4	5	6	7	8	9	10	11
Stundenelement											
Einstieg											
Kursorganisation	XX	XX	X						X	X	XX
Kommunikation	XX	XX	X	X	X	X	X	X	X	X	X
Befindlichkeit	XX	XX	X				X			X	X
Vorbereitungsphase	XX	XX	XX	XX	XX	XX	XX	XX	XX	XX	XX
Haltungs- und Bewegungsschulung											
Körperwahrnehmung	XX	XX	XX	X	X	X	X	XX	XX	X	X
Lockerung	XX	X	X	X	X	X	X	X	X	XX	XX
Rückenschule Sitzen	XX	X									
Stehen	X	XX	X				X			X	
Bücken			X	XX	X					X	
Heben, Tragen				X	XX	X				X	
Hinlegen, Positionswechsel		X	XX	XX						XX	
Info Anatomie		X				X				X	

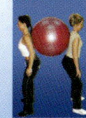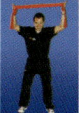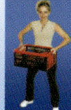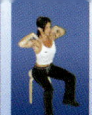
Kursstunde	1	2	3	4	5	6	7	8	9	10	11
Stundenelement											
Spezielle Wirbelsäulengymnastik											
Stabilisation, Grundüb.	X	XX	XX	X	X	X	X	X			
Rückenlage		X	XX	XX	X	X	X	X			
Seitlage				X	X	X	X	X			
Bauchlage					X	X	X	X			
Vierfüßlerstand		XX	X	X	X						
Mobilisation	X	X	X	X	XX	XX	XX	XX	X	X	X
Kraft ohne Handgerät			X	X	XX	XX	X	X			X
Kraft mit Handgerät							X	XX	XX	X	X
Ganzkörperstabilisation							X	XX	XX	X	X
Entspannung, Cool down											
Körperwahrnehmung	X	XX	XX	XX	XX	X				X	X
Entspannung		X	X	XX	XX	XX	XX	XX	XX	X	
Standarddehnungen	X	XX	XX	X	X	X	X	X	X	XX	X
Bewegungsspiel	XX	XX	X	X	X	X	X	X		X	XX
Ausklang											
Gespräch, Info	X	X	X	X	X	X	X	X	X	X	X
Kursorganisation	X	X							X		XX

X = Inhalt ist im Stundenbild enthalten
XX = Inhalt ist Schwerpunkt der Stunde

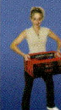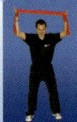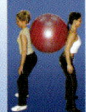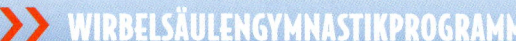
5.3   Der Kursbeginn

Bei Kursbeginn sind Hinweise zur Kursorganisation zu geben und Fragen der Belastbarkeit zu klären.

In der ersten Kursstunde muss diesem Bereich sehr viel Platz eingeräumt werden. Allerdings empfehlen wir, nach den notwendigsten Informationen (Anwesenheit, Zielsetzung des Kurses, Teilnahmevoraussetzungen) mit dem aktiven Programm zu beginnen und die Detailfragen wie Kosten, Versicherung, ärztliche Beratung usw. am Stundenende zu klären.

Berücksichtigen Sie als Kursleiter, dass persönliche Daten dem Datenschutz unterliegen. Dazu gehören auch die Adresse, Telefonnummer, Alter, Geburtsdatum. Informieren Sie die Teilnehmer, dass auch sie mit den persönlichen Informationen der Teilnehmer vertrauensvoll umgehen sollen.

Der Stundenbeginn

Gönnen Sie dem Teilnehmer zum Stundenbeginn einen persönlichen Raum zum Einstieg in die Stunde. Die Zeit bis zum gemeinsamen Stundenbeginn kann genutzt werden, um mit jedem Teilnehmer ein paar persönliche Worte auszutauschen.

Vor, während und nachdem sich die Teilnehmer in die ausliegende Kursliste eingetragen haben, können Informationen zur letzten Stunde, das momentane persönliche Befinden und organisatorische Einzelfragen geklärt werden.

Für aktive Teilnehmer sollten während der Einstiegsphase schon Materialien zum Bewegen ausliegen. Erst danach werden im Gruppenkreis Hinweise allgemeiner Art zum Programm usw. gegeben und zur Erwärmung übergeleitet.

6　Bewegungstraining

6.1　Einnehmen der Grundhaltung

Das Bewegungstraining innerhalb der Wirbelsäulengymnastik soll ein rücken- und gelenkgerechtes Bewegen und Belasten bei den ständig wiederkehrenden Grundbewegungen wie Sitzen, Stehen, Liegen, Bücken, Heben und Tragen schulen. Fehlbelastungen, besonders beim Sitzen, Bücken und Heben, schädigen langfristig Bandscheiben und Gelenke. Deshalb sind diese Rückenschulelemente wichtiger Bestandteil einer Wirbelsäulengymnastik.

6.1.1　Aktive Sitzhaltung

Die Sitzposition hat gegenüber der Standposition den Vorteil, dass hier weniger Ausweichbewegungen möglich sind. Die einzelnen Teilnehmer können sich besser auf ihre Haltung konzentrieren.

　　Dr. Brügger (1980) hat die Auswirkungen der Haltungsveränderungen von passiver zu aktiver Haltung im Hinblick auf die einzelnen Wirbelsäulenabschnitte durch den Vergleich mit einem Zahnradmodell verdeutlicht.

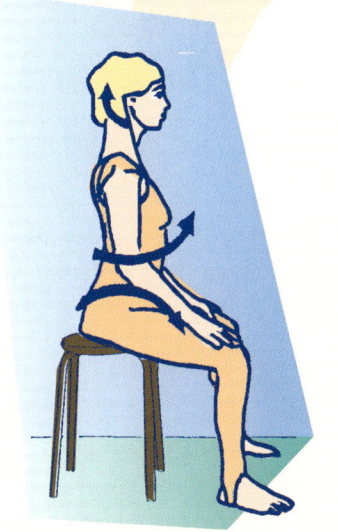

Zahnradmodell nach Brügger

Halswirbelsäulenstreckung

Brustkorbhebung

Beckenkippung

Aufbau der Grundhaltung Sitzen

Bein- und Fußstellung:

- Sitz auf der Bank, einem Hocker oder Kasten.
- Beine leicht gegrätscht, Oberschenkel bilden V-Form, Kniegelenkwinkel größer als 90°, Füße zeigen leicht nach außen (V-Form).

> **Höhe der Sitzfläche =**
> **Knie tiefer als Becken, d. h. Knie- und Hüftwinkel größer 90°**

6.1.2 Beckenstellung

Die Position des Beckens ist über Körperwahrnehmungsübungen direkt zu erspüren, um die Beckenstellung bewusst zu erfahren. Langsame Bewegungen werden kontrolliert und damit bewusst erlebt. Das Becken wird bauch- und rückenwärts bewegt, d. h. im Wechsel aufrichten und kippen.

> **Becken aufrichten:**
> **Becken rückenwärts bewegen**
> **Becken kippen:**
> **Becken bauchwärts bewegen**

Kontrolle der richtigen Beckenhaltung

Um die physiologische Stellung des Beckens und der Lendenwirbelsäule zu erspüren, ist folgende Wahrnehmungsübung sinnvoll:

Kontrolle über die Sitzbeinhöcker: Das Becken wird langsam und bewusst aufgerichtet und gekippt: Dabei erspüren, wie weit das Becken bauchwärts und rückenwärts zu bewegen ist. Auf halber Strecke zwischen maximaler Aufrichtung und Kippung kann der Kontakt des Sitzbeinhöckers zur Sitzfläche wahrgenommen werden. In dieser so eingenommenen Sitzposition ist die Wirbelsäule physiologisch aufgerichtet. Dies ist besonders bei harter Sitzunterlage gut wahrnehmbar. Als weitere Übung ist die Kontrolle über einen Gymnastikstab möglich (siehe S. 45).

6.1.3 Brustkorb- und Kopfposition

Wahrnehmungsübung:

- *Wie verändert sich meine Haltung im Bereich der LWS und auch HWS, wenn ich das Becken aufrichte oder kippe? Nachspüren!*

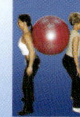
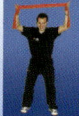
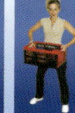
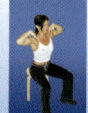

Haltungskontrolle mit dem Stab

Die Beckenstellung wird im Sitzen, wie oben beschrieben, fixiert.

Der Stab wird senkrecht an die Wirbelsäule angelegt; Hinterkopf, Brustwirbelsäule und Kreuzbein berühren den Stab.

Berührungspunkte erspüren und verstärken:

- *Hinterkopf am Stab strecken.*
- *Kinn Richtung Stab zurückschieben.*
- *Schulterblätter leicht zur Wirbelsäule zusammenschieben.*
- *Abstand der Lendenwirbelsäule vom Stab überprüfen: Es darf höchstens eine Handfläche durchgeschoben werden können.*

- *Wirbelsäulen- und Kopfhaltung auch ohne Stab üben!*

Haltungskontrolle mit dem Stab im Sitzen

> **Nachdem die Grundübung erarbeitet ist, können Übungsvariationen erfolgen.** ‹‹

6.1.4 Bewegungsvariationen

Erarbeitung des Aufstehens vom Sitz in den Stand

- Aufrechte Sitzhaltung einnehmen.
- Vorbeugen des Rumpfs aus der Hüfte heraus.
  (zur Kontrolle Hand gespreizt zwischen Bauchnabel und Brustbein auflegen. Der Abstand zwischen Bauchnabel und Brustbein darf sich beim Vorneigen nicht verändern!).

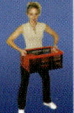
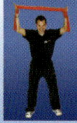
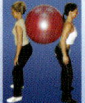

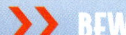

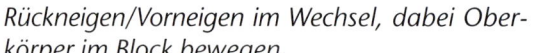

Rückneigen/Vorneigen im Wechsel, dabei Oberkörper im Block bewegen.

Vorneigen, bis Gesäß automatisch abhebt; mit den Händen Oberkörpergewicht auf den Oberschenkeln abstützen, dann Knie strecken, Oberkörper im Block aufrichten.

Stand: Füße etwa hüftbreit auseinander, Füße bilden V-Form, Knie leicht beugen, Becken kippen, aufrichten (vgl. Sitzhaltung, S. 45).

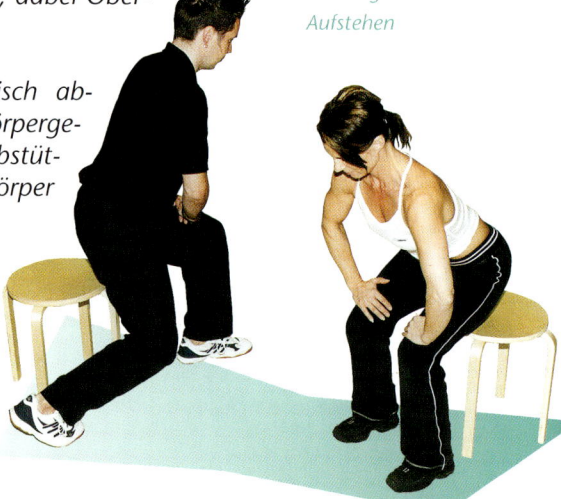

Rückengerechtes Aufstehen

Aufbau der Grundhaltung Stehen

Stehen ist ein labiles Gleichgewicht. Man hat es nicht, sondern muss es immer wieder neu finden!

Die aufrechte Haltung wird, ähnlich wie im Sitzen, schrittweise aufgebaut: Fuß-, Bein-, Becken-, Brustkorb- und Kopfhaltung.

Füße stehen etwa hüftbreit und leicht V-förmig auseinander, Knie sind leicht gebeugt.
  Becken-, Brustkorb- und Kopfhaltung wird wie im Sitzen eingenommen.

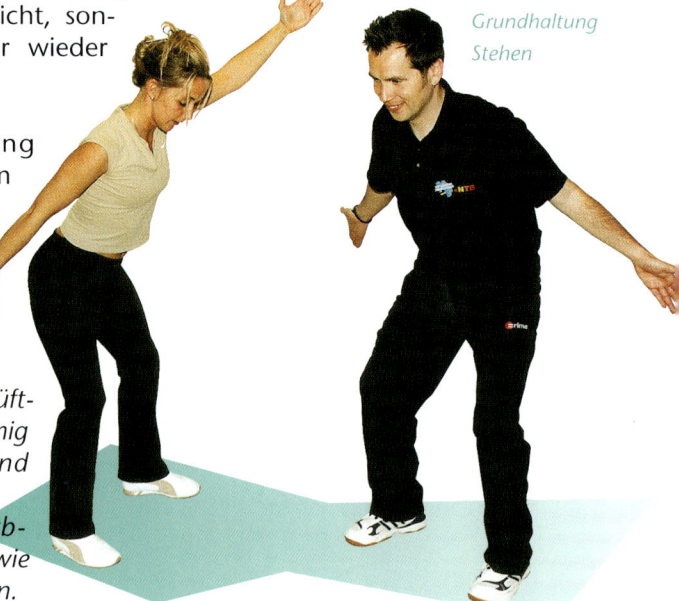

Grundhaltung Stehen

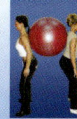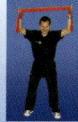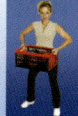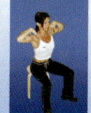

Die **Schultern** befinden sich durch die aktive Aufrichtung in Mittelposition (nicht nach vorne fallen lassen). Dies kann aktiv durch Aufdrehen der Hände (Handinnenfläche zeigt nach vorne, Daumen nach außen) unterstützt werden.

Wahrnehmungsübung im Stehen
Einnehmen der Grundhaltung im Stand. Positionsveränderung durch leichtes Nachvorneneigen des Körpers.

Üben der Körperwahrnehmung:
- Wie verändert sich die Muskelarbeit?
- Welche Muskulatur wird mehr belastet?
- Wie verhält sich die Muskulatur beim Nachhintenneigen?
- Wie verändert sich der Druck auf die Fußsohlen?

Entlastungsstellungen im Stand
- Ein Bein erhöht stellen (z. B. Thekentisch in der Kneipe).
- Mit dem Rücken zur Wand, Beine leicht gegrätscht, im Knie gebeugt, Füße etwas von der Wand entfernt.
- Gesicht zur Wand, Schrittstellung, Hände und Unterarme an die Wand drücken, Kopf durch Rumpfverlagerung zur Wand gegen die Arme lehnen.

Entlastungsstellung in Rückenlage
Die Stufenlagerung bewirkt die höchste Entlastung der Wirbelsäule:

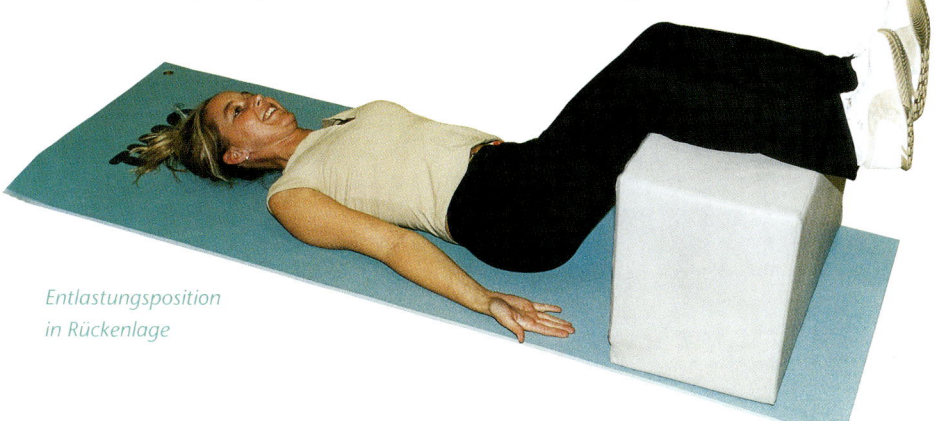

*Entlastungsposition
in Rückenlage*

Rückenlage mit Unterschenkel auf Kasten oder Bank, sodass der Knie- und Hüftwinkel etwa 90° beträgt und die Unterschenkel parallel zum Boden gelagert sind.

Auch in der Rückenlage sollte gefühlt werden, ob die Entlastung der LWS z. B. mit oder ohne Lendenkissen verbessert werden kann.

Bei allen Rückenschulelementen ist die Selbstbeobachtung wichtig, damit sich eine sensible Körperwahrnehmung einstellt.

Bei alltäglichen Bewegungsabläufen sollte immer wieder erinnert werden:

Wie ist meine Körperhaltung (z. B. beim Zähneputzen, im Sitzen, bei der Hausarbeit)?

6.2 Körperwahrnehmung

6.2.1 Stellenwert der Körperwahrnehmung

Vielfältige Übungen zur Körperwahrnehmung und Entspannung sind bedeutsamer Inhalt von Wirbelsäulengymnastikstunden, weil vielen Menschen das Bewegungsbewusstsein für den eigenen Körper verloren gegangen ist. „Die Folge ist ein gestörtes Verhältnis zum eigenen Körper, die Fehlinterpretation körperlicher Signale und das Nichterkennen unökonomischer oder falsch ablaufender Bewegungsstrukturen" (Kempf, 1995, S. 26ff.). Deshalb ist es ein wesentlicher Stundeninhalt von Wirbelsäulengymnastikangeboten, den Teilnehmern ihre Haltung, ihre Bewegung, ihre Spannung und Entspannung bewusst zu machen.

Körperbewusstsein setzt die Wahrnehmung von Raum-, Zeit- und Spannungszuständen des eigenen Körpers bei Ruhe und Bewegung voraus.

Die Wahrnehmung des Körpers kann durch ein bewusstes Hineinhorchen in den Körper geschult werden. Dadurch wird die Sensibilität für funktionelle Abläufe im Organismus gesteigert und es ist möglich, intensive und neue Erfahrungen mit dem eigenen Körper zu spüren. Erfühlen und Ertasten, Erkennen und richtiges Interpretieren, Annehmen und Reagieren sind dabei Lernprozesse und Funktionsweisen des neuen Körperbewusstseins.

Das Wahrnehmen der Bewegungszusammenhänge im Körper ist wichtig, um das Bewegungsverhalten qualitativ zu verbessern.

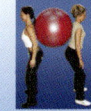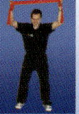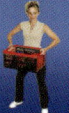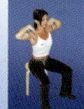

Die Konzentration auf bestimmte Körperteile kann den Muskeltonus so verändern, dass ein Ausgleich und eine Harmonisierung der Muskelspannung in den angesprochenen Körperteilen entsteht. Ziel ist es, ein ausgewogenes Gleichgewicht zwischen Spannung und Entspannung zu erreichen.

Körperwahrnehmungsübungen spielen gerade in der Wirbelsäulengymnastik eine wichtige Rolle, da sie beim Entdecken und Kennenlernen der eigenen Haltung sowie der körperlichen Zustände behilflich sein können. Nicht nur bei Atemübungen, Entspannungsmethoden oder Körperbewusstseinsverfahren nimmt das Körperempfinden, das Fühlen von psychischem und physischem Ungleichgewicht, die Aufmerksamkeit und geistige Präsenz eine zentrale Rolle ein, sondern generell in unserem Alltagsleben.

6.2.2 Hinweise/Anweisungen zum Nachspüren und Wahrnehmen

Einige dieser Wahrnehmungsübungen können auch sehr gut mit geschlossenen Augen erfolgen. Die Konzentration auf Körperhaltung, Gelenkstellung, Muskelspannung usw. ist dann wesentlich intensiver möglich. Die Anrede der Teilnehmer in der „Ich"-Form bietet sich an, damit der Teilnehmer sich direkt angesprochen fühlt und die Anregungen besser umsetzen kann.

Sitze ich rückengerecht?

* Kann ich meine Sitzhöcker an der Sitzfläche spüren?
* Kann ich meine Lordose im LWS-Bereich ertasten?
* Sind meine Knie schulterbreit auseinander gehalten?
* Ist mein Brustbein leicht angehoben?
* Halte ich meine Schultern leicht nach hinten unten?
* Steht mein Kopf gerade über dem Schultergürtel?
* Ist die Sitzhöhe passend für meine Körpergröße, sodass meine Hüft- und Kniewinkel einen Winkel größer als 90° haben?

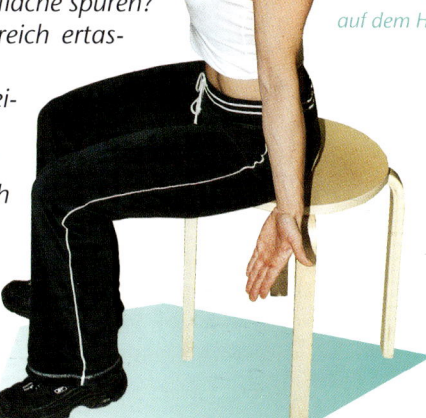

Aktive Sitzhaltung auf dem Hocker

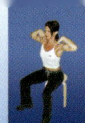 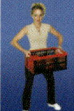 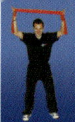 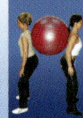
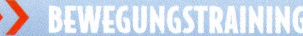
Stehe ich rückengerecht auf?

- Stehen meine Beine etwa schulterbreit auseinander und die Füße V-förmig auf dem Boden?
- Neige ich zuerst den Oberkörper im Block nach vorn?
- Bleibt mein Oberkörper während des Aufstehens als Block fixiert?
- Stütze ich mich mit beiden Händen auf meinen Oberschenkeln ab?

- Verlagere ich langsam mein Körpergewicht über die Beine?
- Spanne ich die Bauchmuskeln an und atme dabei gleichmäßig?
- Strecke ich zuerst die Hüft- und anschließend die Kniegelenke?
- Bleiben meine Knie leicht gebeugt?

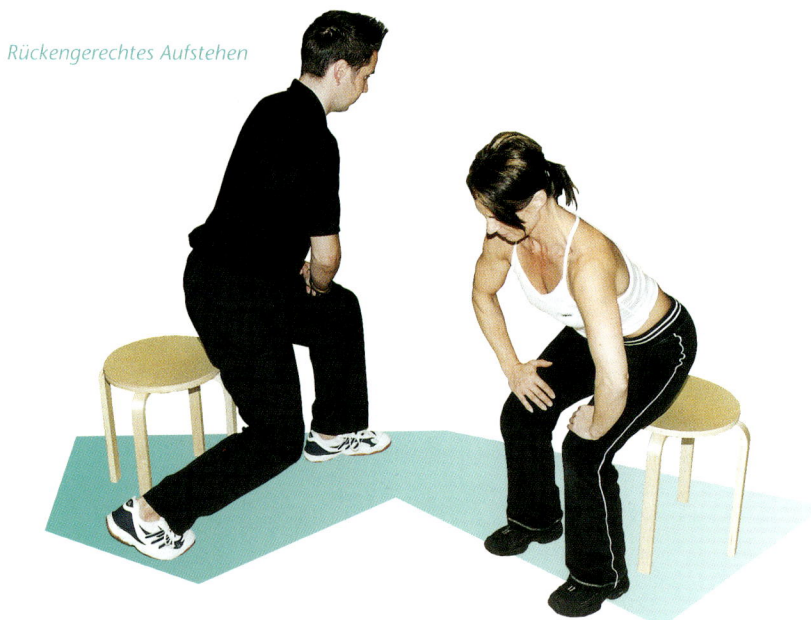

Rückengerechtes Aufstehen

Setze ich mich rückengerecht?

- Beuge ich beim Hinsetzen zuerst die Kniegelenke und anschließend die Hüftgelenke?
- Bleibt mein Rücken als Block fixiert?
- Stütze ich mich mit den Händen auf meinen Oberschenkeln ab?
- Sitze ich wieder rückengerecht?

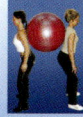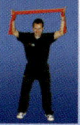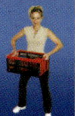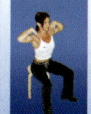

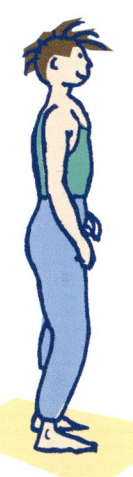

Stehe ich rückengerecht?
Der Stand, seitlich gesehen:
- *Halte ich meinen Kopf gerade?*
- *Ist mein Kinn leicht rückenwärts geschoben?*
- *Werden meine Schultern leicht nach hinten unten gezogen?*
- *Sind meine Arme leicht nach außen gedreht?*
- *Ist mein Brustbein leicht angehoben?*
- *Steht mein Becken in der Mittelstellung zwischen Aufrichtung und Kippung?*
- *Sind meine Knie leicht gebeugt?*

Übungsleiterbeobachtung:
- *Ist die Wirbelsäule physiologisch geschwungen?*

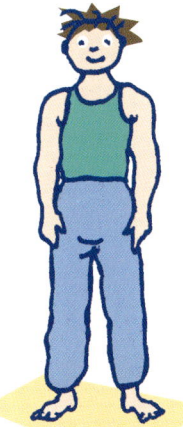

Der Stand, von vorne gesehen:
- *Halte ich meinen Kopf gerade?*
- *Stehen meine Knie achsengerecht über den Füßen?*
- *Belaste ich beide Beine gleichmäßig?*
- *Zeigen meine Fußspitzen V-förmig leicht nach außen?*

Übungsleiterbeobachtung:
- *Befinden sich beide Schultern auf der gleichen Höhe?*
- *Sind die Taillendreiecke, die durch Arme, Hüften und die Taille gebildet werden, gleich groß?*
- *Steht das Becken gerade?*

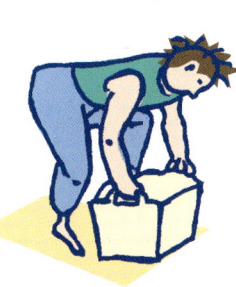

Bücke ich mich richtig?
- *Gehe ich möglichst nah an den aufzuhebenden Gegenstand heran?*
- *Beuge ich beim Tiefgehen zuerst die Kniegelenke und anschließend die Hüftgelenke?*
- *Bleibt mein Rücken im Block fixiert und halte ich meinen Kopf in Verlängerung der Wirbelsäule?*
- *Stütze ich mich mit der freien Hand auf einem Oberschenkel ab?*

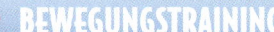
- Strecke ich beim Aufrichten zuerst die Hüftgelenke und anschließend die Kniegelenke?
- Bleibt mein Rücken beim Aufrichten im Block fixiert?

Hebe/trage ich Gegenstände rückengerecht?
- Stelle ich mich möglichst nah an den anzuhebenden Gegenstand?
- Stehen meine Beine mindestens schulterbreit auseinander?
- Zeigen meine Fußspitzen V-förmig leicht nach außen?

- Beuge ich beim Tiefgehen zuerst die Kniegelenke und anschließend die Hüftgelenke?
- Schiebe ich mein Gesäß rückenwärts?
- Bleibt mein Rücken im Block fixiert?

- Spanne ich beim Anheben die Bauchmuskeln?
- Richte ich zuerst den Rücken auf und strecke anschließend die Kniegelenke?
- Bleiben meine Schultern zurück und der Kopf gestreckt?
- Ziehe ich den Gegenstand möglichst nah an meinen Körper (Bauch) heran?

- Trage ich den Gegenstand mit aufrecht fixiertem Oberkörper und möglichst nah an meinem Körper?
- Vermeide ich Drehbewegungen in der Wirbelsäule?
- Trage ich Taschen mit gleichmäßiger Verteilung auf der linken und rechten Körperseite?

- Beuge ich beim Absetzen zuerst die Kniegelenke und anschließend die Hüftgelenke?
- Bleibt mein Rücken im Block fixiert?
- Spanne ich die Bauchmuskeln an?
- Stelle ich den Gegenstand möglichst körpernah ab?

Siehe Bilder S. 53 oben.

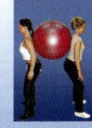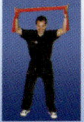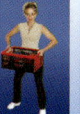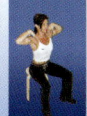

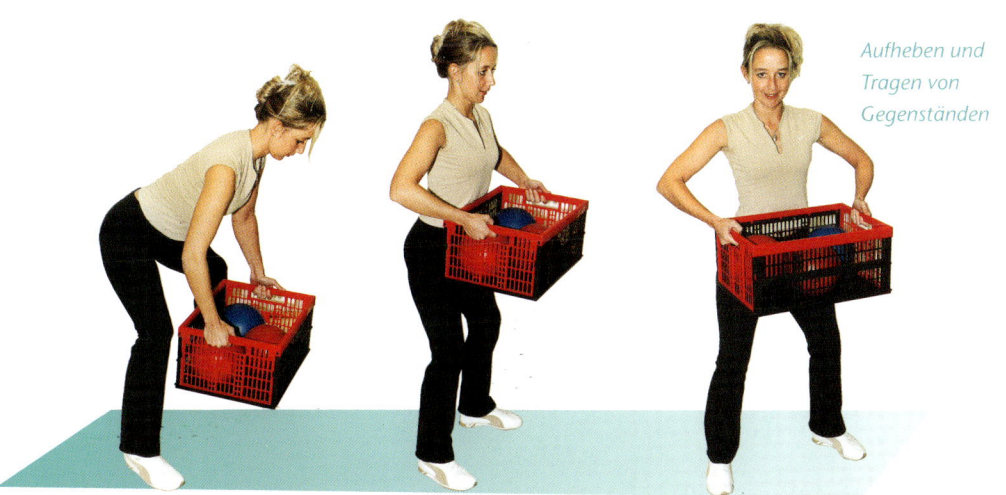

*Aufheben und
Tragen von
Gegenständen*

6.2.3   Leitsätze eines rückengerechten Bewegungstrainings

Um die Gesamtzielsetzung des Bewegungsangebots, nämlich langfristig ein belastungsgerechteres Bewegungsverhalten in Alltag, Beruf und Freizeit zu entwickeln, nicht aus dem Auge zu verlieren, sollten die wichtigsten Rückenschulregeln auch bei der Wirbelsäulengymnastik ins Gedächtnis gerufen werden.

Rückenschulregeln:

- Bewege dich – Wechsel bringt Entlastung.
- Nimm deine Körperhaltung bewusst wahr.
- Korrigiere gegebenenfalls deine Haltung – aktiv-aufrecht statt passiv-schlaff.
- Verteile die Lasten und überlege, welche Lasten für dich vermeidbar sind.

Fazit: Gesundes Verhalten lässt sich lernen!

Hinweis:
Im Anhang finden Sie „Rückengerechte Tipps für den Alltag"
(s. S. 128) als Kopiervorlage für die Teilnehmer.

6.2.4 Rückengerechtes Bewegungsverhalten – ein Kurzprogramm zum Wahrnehmen und Nachspüren

Einnehmen der Standstabilisation

Die Gruppe geht nach Musik kreuz und quer durch den Raum. In den Musikpausen bleiben die Teilnehmer stehen und bauen die richtige Standhaltung von den Füßen her auf:

- Fußstellung, Körpergewichtsverteilung auf die Füße.
- Kniegelenkwinkel.
- Stellung des Beckens und Schwingung der LWS.
- Spannung der Bauch- und Gesäßmuskulatur.
- Aufrichten der Brustwirbelsäule.
- Stellung der Schultern und der Arme.
- Haltung des Kopfs und Schwingung der HWS.

Bei Musikbeginn lösen die Teilnehmer die Körperhaltung langsam und schrittweise auf und gehen weiter durch den Raum. Der Kursleiter beobachtet die Teilnehmer und gibt Hinweise zur Haltungsverbesserung.

Variationen:

- Im Stand Stabilisation aufbauen und geringfügig das Gewicht verlagern. Spüren, wie sich der Druck in der Fußsohle verändert.
- Wie ändert sich die Muskelarbeit und Haltung, wenn die Handflächen nach innen oder außen gedreht oder vor dem Körper in Hochhalte geführt werden?
- Wie verändert sich die Muskelarbeit, wenn der Stand auf verschiedenen Untergründen, z. B. Matte, Bank, kleiner Kasten, Schaumstoffteile, Weichboden durchgeführt wird?

Die Teilnehmer gehen zu zweit durch den Raum (mit Musik). Partner A macht in der Musikpause eine Standfigur vor, Partner B versucht, diese nachzubilden, nachdem er seine Augen geschlossen hat.

Partner A gibt rückengerechte Korrekturhinweise.

Intensivierung der Körperwahrnehmung durch Schließen der Augen

Die gleiche Bewegungsidee zu viert durchführen. Bei Musikstopp hintereinander aufstellen, der vorne stehende Partner stellt eine Standfigur dar, die die Übrigen nacheinander imitieren.

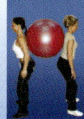
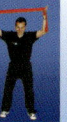
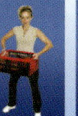
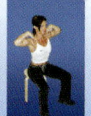

Tragen

Paarweise durch den Raum gehen. Bei Musikstopp hebt Partner A einen leichten Gegenstand (Pappkarton, Plastikkiste) rückengerecht an und trägt ihn durch die Halle. Der Kursleiter gibt Hinweise, dass der Gegenstand am Körper getragen werden sollte, um die Hebel zu verringern und das Gewicht zu verteilen. Partner A stellt den Gegenstand in der Halle wieder ab, Partner B bückt sich rückengerecht und hebt ihn an dieser Stelle an. Die getragenen Gegenstände können z. B. durch Sandsäckchen erschwert werden. Nach ca. fünf Wiederholungen wird die Übung mit schwereren Gegenständen (z. B. Medizinball, Mineralwasserkiste; über die Anzahl der gefüllten Flaschen kann die Belastung variiert werden) wiederholt.

- *Welche Unterschiede in der Muskelarbeit haben Sie gespürt?*
- *Wo haben Sie die Hauptbelastung gespürt?*
- *Wie lässt sich das Gewicht noch mehr verringern oder besser verteilen?*

Weitere Beispiele zum rückengerechten Bewegungstraining finden Sie in Kapitel 8 „Bewegungsspiele".

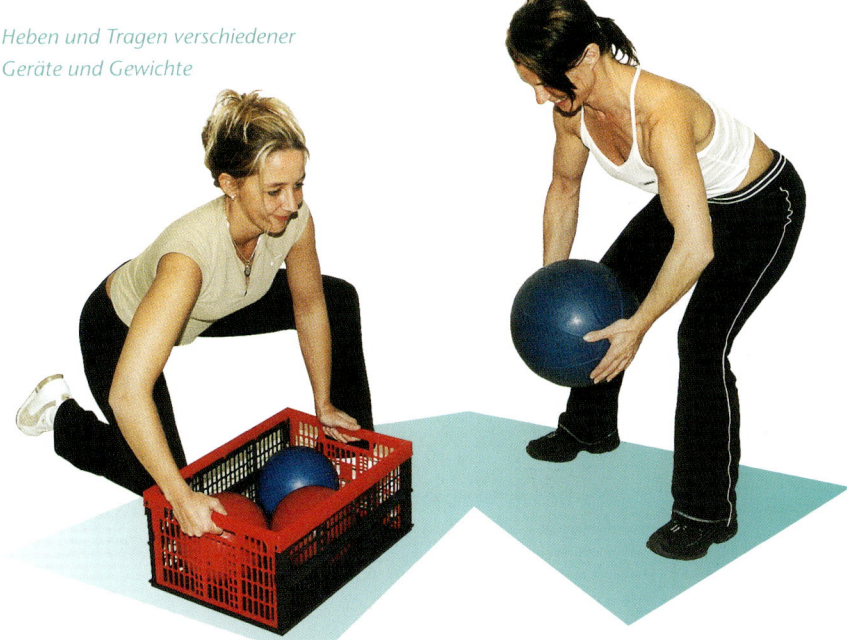

Heben und Tragen verschiedener Geräte und Gewichte

7 Wirbelsäulentraining

7.1 Grundstabilisationen

Grundstabilisationen sind muskulär fixierte Ausgangspositionen, in denen statische oder dynamische Kräftigungsübungen durchgeführt werden. Die so stabilisierte Körperposition bewirkt den Schutz der fixierten Gelenke vor unphysiologischer Belastung. Die Stabilisation wird durch statische Muskelanspannung und dadurch bedingtes Fixieren von Gelenken ausgewählter Körperregionen (Teilstabilisation) oder des gesamten Körpers (Ganzkörperstabilisation) erreicht.

Übungen zur Ganzkörperstabilisation betreffen mehrere Muskelgruppen und fixieren somit mehrere Gelenke.

Die Stabilisation stellt die im Krafttraining notwendige gelenkschonende und funktionelle Arbeitshaltung sicher.

Stabilisationsübungen sind gekennzeichnet durch langsam ausgeführte, statisch gehaltene Übungen. Grundstabilisationen sind in folgenden Ausgangslagen wichtig:

- Stand,
- Sitz,
- Vierfüßlerstand (Bankposition) und in
- Rückenlage, Seitlage, Bauchlage.

Die Beherrschung der Grundspannungen ist notwendige Voraussetzung für die korrekte Durchführung komplexerer Kraft- und Dehnübungen.

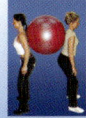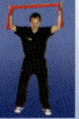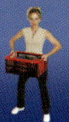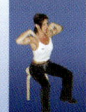
Die Bodenpositionen

Rückenlage
(Bewusstmachung der Beckenposition bzw. -aufrichtung)
Die Teilnehmer liegen mit aufgestellten Beinen und seitlich abgelegten Armen rücklings auf der Gymnastikmatte.

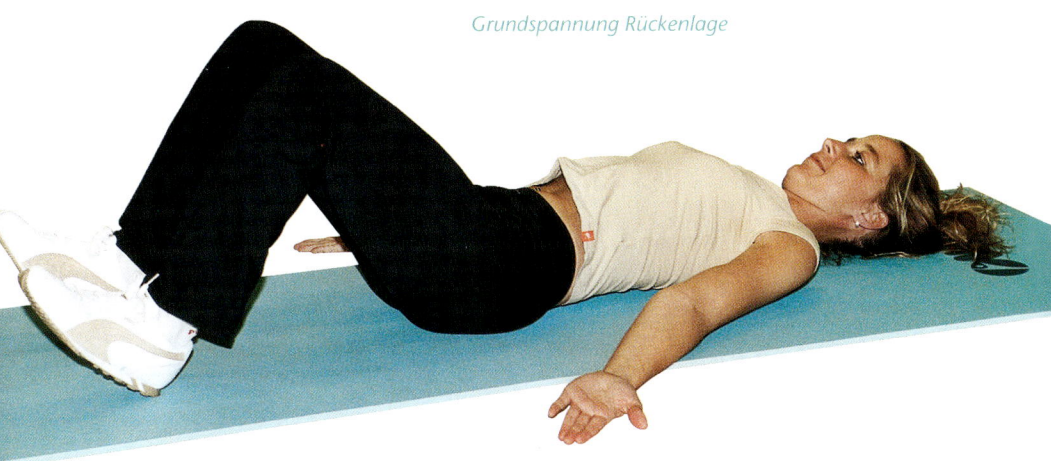

Grundspannung Rückenlage

Grundspannung durch:
- *Spannungsaufbau in den Beinen durch Fußanziehen und Fersendruck in den Boden.*
- *Spannungsaufbau im Rumpf durch Anspannen der Bauch- und Gesäßmuskulatur: Druck der LWS gegen die Matte zum Boden.*
- *Isometrische Anspannung durch Druck der seitlich abgelegten Arme und Handflächen in die Matte.*
- *Kopf bleibt am Boden, der Hinterkopf/Nackenbereich wird gestreckt.*

Beachte: Kopf bleibt am Boden, gleichmäßig atmen!

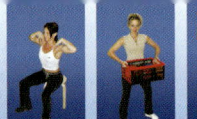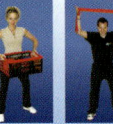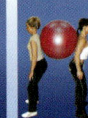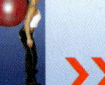
Erst nachdem alle Teilnehmer diese Übung beherrschen und ohne Pressatmung 5-8 x ca. 5 Sekunden lang durchführen können, sollte das Übungsprogramm erschwert werden.

> **Pressatmung vermeiden!**
> **Verschluss der Stimmritze = Blutdruckerhöhung!**

Die Übungen sollte jeder in seinem normalen Atemrhythmus durchführen (beim Ausatmen anspannen und aufrichten, beim Einatmen lösen und wieder ablegen). Erst bei Fortgeschrittenen sollte die Anspannung länger gehalten werden, ohne dass es dabei zur Pressatmung kommt.

Grundstabilisation in der Bauchlage
(Eventuell eine gepolsterte Unterlage unter den Bauch legen, um eine zu starke Lordosierung im LWS-Bereich zu vermeiden.)

- *Bewusstmachung der Beckenposition und Spannungsaufbau (Muskulatur der Beine und Gesäß ist angespannt).*

- *Grundspannung halten im normalen Atemrhythmus (Spannung halten beim Ausatmen, lösen beim Einatmen).*

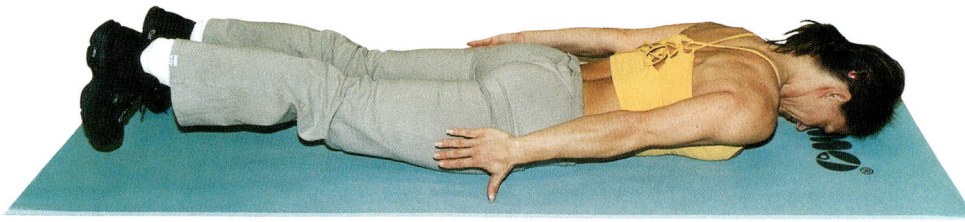

Grundspannung Bauchlage

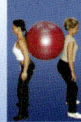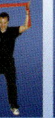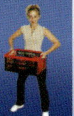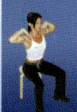
Erst wenn die Grundspannung entsprechend gehalten werden kann, sollten weitere Übungen folgen.

Beispiele für Übungsvariationen:

• *Grundspannung: Arme in U-Halte vom Boden abheben (Stirn bleibt auf der Matte) und Schulterblätter zusammenziehen, Position halten, gleichmäßig atmen.*

• *Grundspannung: Arme im Wechsel nach vorn schieben und dicht am Körper vorbei nach hinten ziehen.*

Dieses Grundprogramm sollte bis zur sicheren Beherrschung der Übungen durchgeführt werden, wobei immer auf eine korrekte Atmung und Haltung zu achten ist.

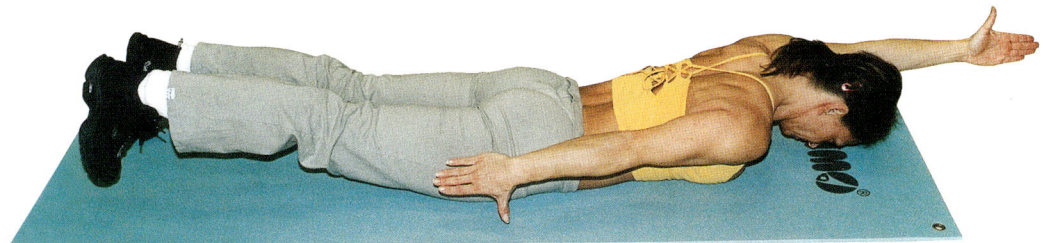

Grundspannung Bauchlage, Variation: Armvorhalte

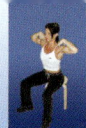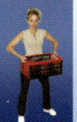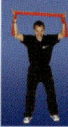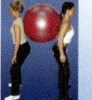
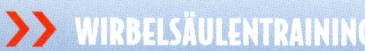
Grundstabilisation in der Seitenlage

- Das Bein am Boden ist angewinkelt, der Fuß befindet sich etwa auf Höhe der Wade des anderen Beins; Fuß, Becken, Schulter am Boden bilden eine Linie.
- Der Arm am Boden ist gewinkelt unter dem Kopf, die Handfläche des anderen Arms ist vor dem Oberkörper am Boden abgestützt und unterstützt die stabilisierte Körperposition.
- Der Kopf wird auf dem Arm am Boden abgelegt, damit die Wirbelsäule in einer Geraden positioniert ist.
- Die Gesäßmuskeln sind angespannt.
- Die Bauchmuskeln anspannen und LWS fixieren.

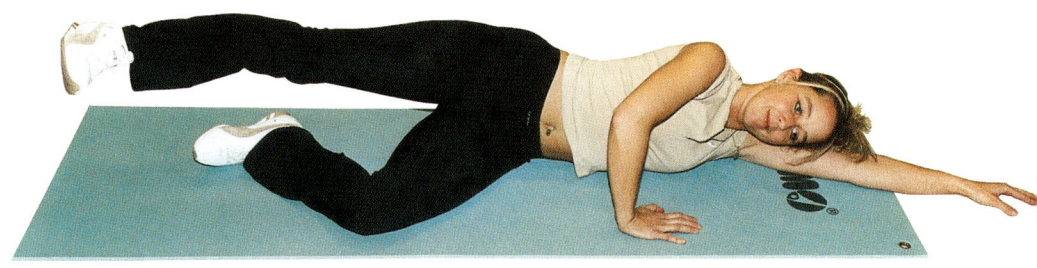

Grundspannung Seitlage

Übung:

Das obere Bein wird parallel zum Boden gestreckt gehalten, gleichmäßig atmen.

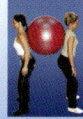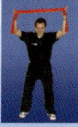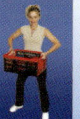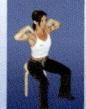

Grundstabilisation im Vierfüßlerstand
Grundspannung im Vierfüßlerstand herstellen:

Der Partner stellt sich hinter den Übenden und tippt leicht mit dem Finger auf Rückenpartien, die tiefer oder höher gestellt werden sollen, bis der Rücken ganz gerade gestellt ist (Körperwahrnehmung durch Fremdeinwirkung).

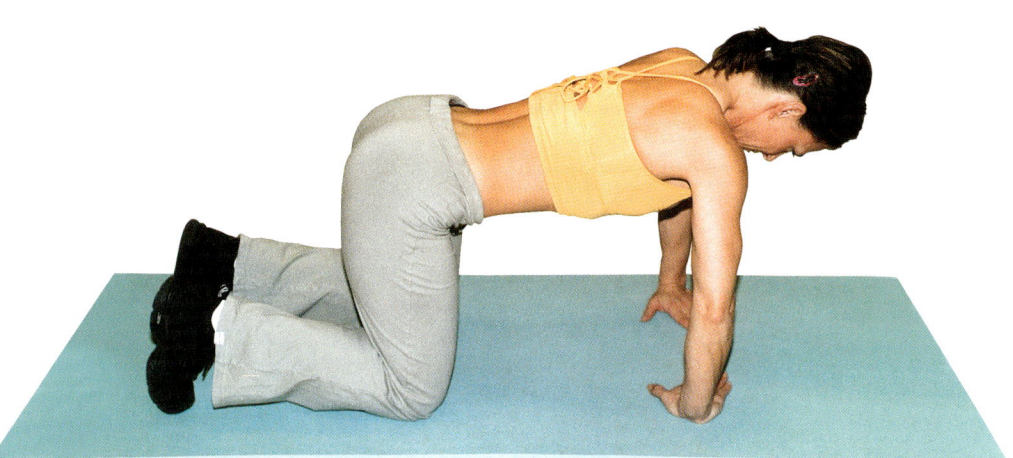

Grundspannung Vierfüßlerstand

Übung:
Vierfüßlerstand, ein Bein nach hinten gerade ausstrecken.

Beachte!
Häufiger Bewegungsfehler:
Meistens wird die Hüfte des gestreckten Beins mit angehoben und der Rücken zur Seite gezogen.

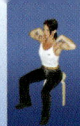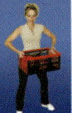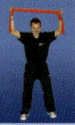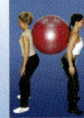

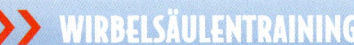

Stabilisationsübungen im Stehen

Stabilisation der HWS
Intensivierte Grundspannung im Stehen:
Gestreckte Arme aus der Vorhalte in Brusthöhe zur Seite bringen, Hand-
flächen zeigen dabei zur Decke, Finger gestreckt.

Standstabilisation

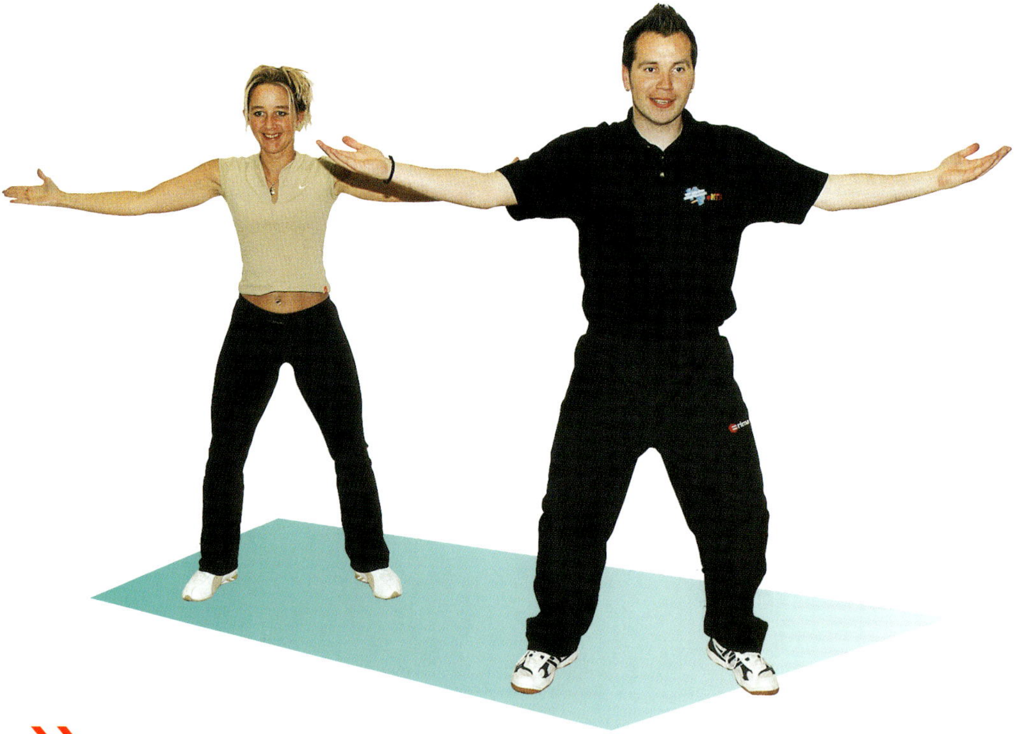

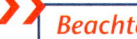

> **Beachte:**
> Vor der Übung sollte eine Spannung in den Armen aufgebaut werden
> (z. B. Anweisung, eine schwere Tür auf- und zuzudrücken).

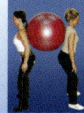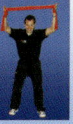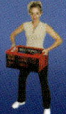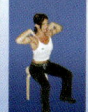

Stabilisation der LWS

Grundspannung im Stehen/Variationen Einzelübung.

- *Arme in der Seithalt.*
- *Ellbogen U-förmig einknicken, Fingerspitzen zeigen nach oben.*

Übungsausführungen:

- *Arme im Wechsel oder gleichzeitig hoch/tief führen.*
- *Arme in Tiefhalte, Hüfte langsam abwechselnd zur rechten und zur linken Seite drehen (im Block mit der Hüfte den Oberkörper mitdrehen).*

Standstabilisation,
Variation: Armheben im Wechsel

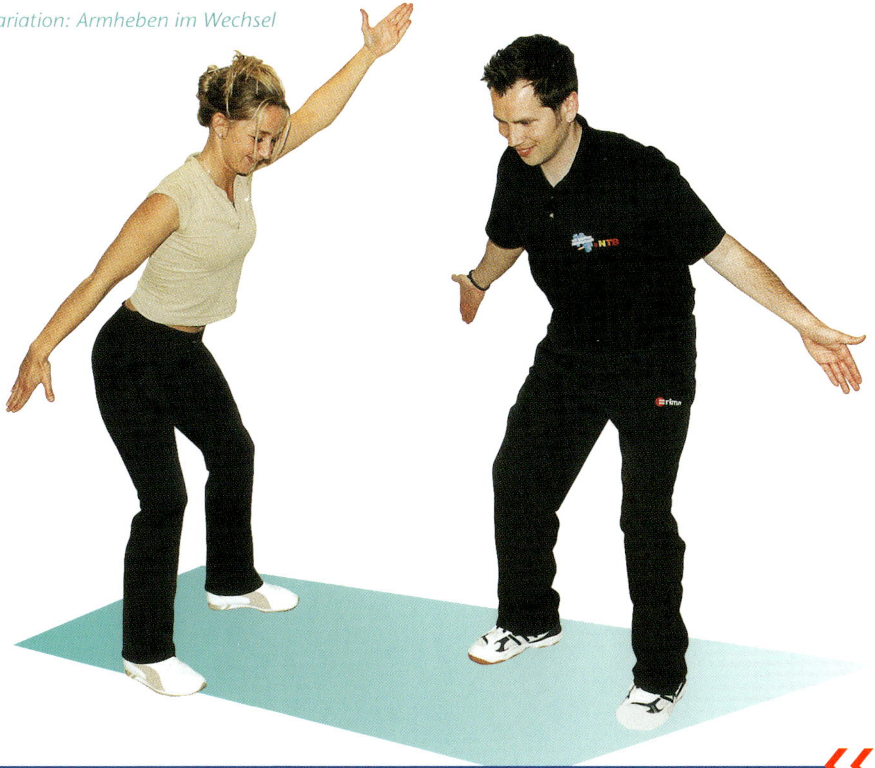

Beachte:
Der Übende muss während der Übung die Grundspannung halten. Gibt er die Grundspannung auf, wird von vorne begonnen.

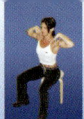 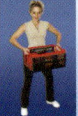 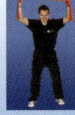 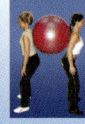
7.2   Komplexübungen

Komplexübungen zur Kräftigung mehrerer Muskelgruppen (Ganzheitskörperstabilisation) sind erst ausführbar, wenn die Teilnehmer das Grundprogramm absolviert haben und spürbar die Kraftfähigkeit ihrer Muskeln verbessert haben. Werden diese Übungen zu früh eingesetzt, können die Teilnehmer die Übungen mangels Kraftfähigkeit nicht korrekt durchführen.

Ausweichbewegungen, Fehlhaltungen und Fehlbelastungen sind die Folge! Eine besonders gute individuelle Kontrolle ist daher notwendig.

Unterarmstütz
In dieser Ausgangsposition ist ein physiologisch fixierter Rücken notwendig, der mithilfe eines Stabs überprüft werden kann.

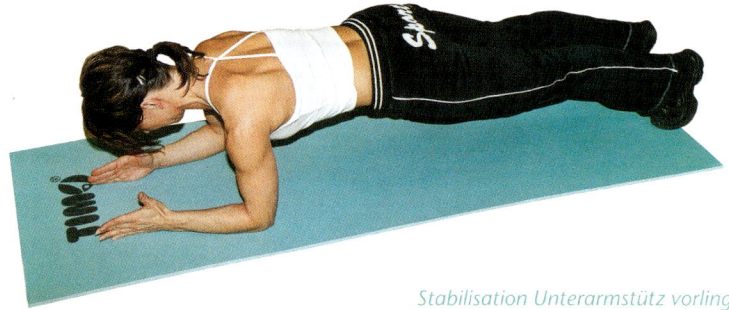

Stabilisation Unterarmstütz vorlings

Unterarmstütz erschwert
- *Grundposition: Beine-Hüfte-Oberkörper in eine Linie bringen.*
- *Grundposition: Ein Bein vom Boden abheben, Beinwechsel.*

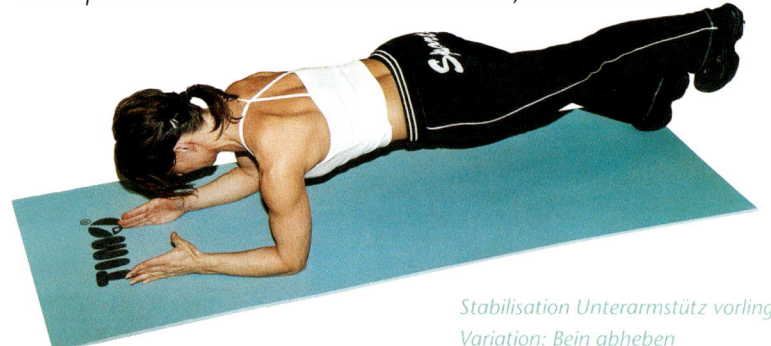

Stabilisation Unterarmstütz vorlings
Variation: Bein abheben

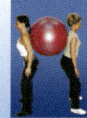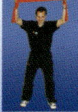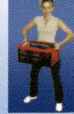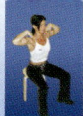

Unterarmseitstütz

Stabilisation Unterarmstütz
seitlings

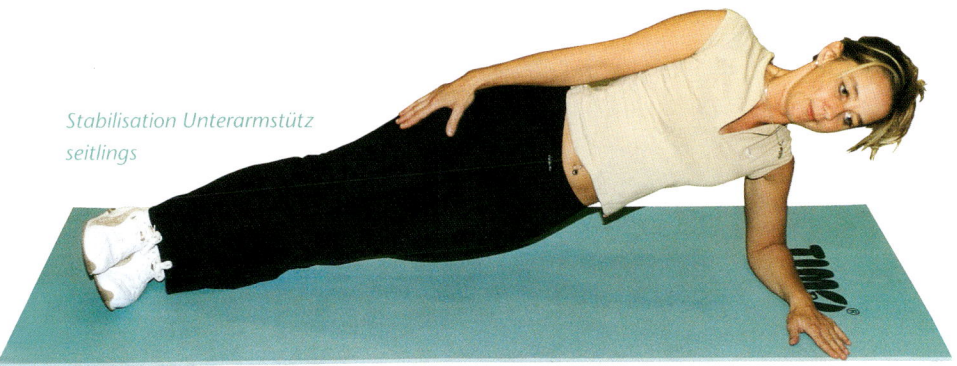

Unterarmseitstütz erschwert

Stabilisation Unterarmstütz seitlings
Variation: Arm und Bein heben

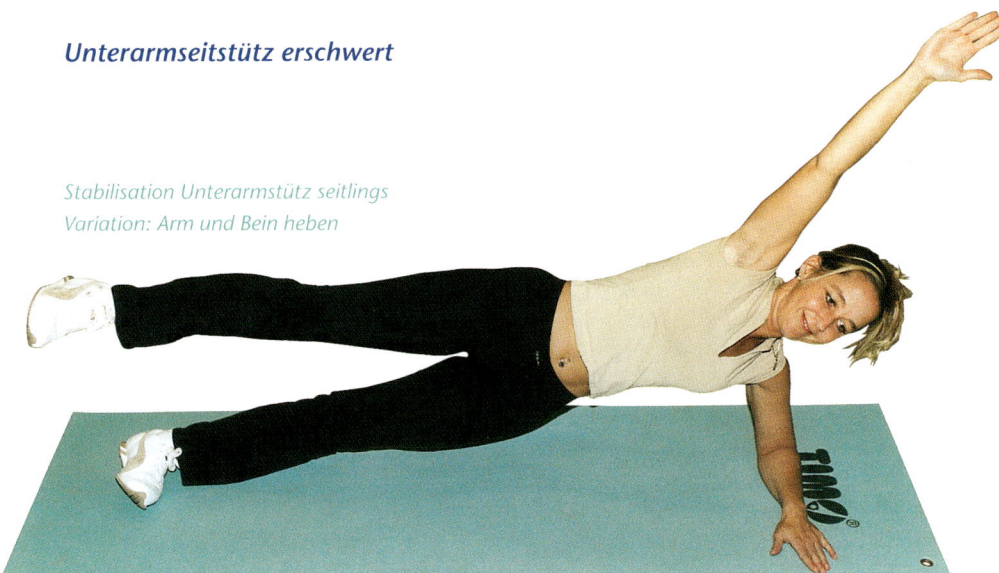

Komplexübungen verlangen neben einer hohen Kraftleistung gute koordinative Fähigkeiten. Koordinationsschulung ist daher ein wichtiger Bestandteil in der Wirbelsäulengymnastik und sollte Inhalt jeder Stunde sein.

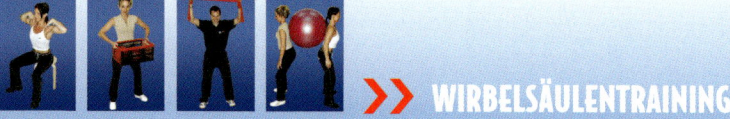
7.3   Mobilisationsübungen

Die Mobilisation der Gelenke ist wesentlicher Bestandteil jeder Aufwärmung. Ausreichende, intensive Bewegungsvorbereitung der Gelenke durch kreisende, schwingende oder federnde Bewegungen, die den Gelenkaufbau berücksichtigen, sind notwendig.

Mobilisationsübungen sind keine Dehnübungen. Sie nutzen nur die vorhandenen Bewegungsmöglichkeiten im Gelenk aus und verbessern die Belastungsfähigkeit des Gelenkknorpels durch Einmassieren der Gelenkflüssigkeit in den Knorpel.

Im Rahmen der Wirbelsäulengymnastik sind Mobilisationsübungen für die Extremitätengelenke (Schulter, Arme, Hüfte, Beine) sehr sinnvoll und wirksam, jedoch für die Wirbelsäulensegmente nur sehr behutsam einzusetzen, da sie die Mobilität der Wirbelkörper zueinander erhöhen und die austretenden Rückennerven belasten können. Deshalb wird beim Start eines Angebots „Vorbeugende Wirbelsäulengymnastik" zuerst der Schwerpunkt auf die Stabilisation und Kräftigung gelegt.

Einige Mobilisationsübungen für die wichtigsten Gelenke

Fuß:
- *Im Stand wechselseitig Fersen heben und senken.*
- *Im Stand einen Fuß entlasten und in der Luft Fuß beugen, strecken, Fußkante nach innen oben ziehen, nach außen oben ziehen.*
- *Im Stand Zehen anziehen und senken.*
  Unfunktionell: Fußinnen- und Außenkantengehen!

Knie:
- *Im Stehen/Gehen Ferse an den Gesäßmuskel anheben (anfersen).*
- *Im Stehen/Gehen Knie vorne anheben, bis zur Oberschenkelwaagerechten.*
- *Im Stehen leichtes Hochtiefwippen mit gebeugtem Kniegelenk.*
  Unfunktionell: Tiefkniebeugen unter 90° Kniewinkel!

Hüfte:
- *Im Stehen, einbeinig: Freies Bein kreisen.*
- *Anheben und Ausdrehen der Knie bis 30°; seitlich gestrecktes Bein seitlich bzw. vor- und zurückschwingen.*

Wirbelsäule: *(stabilisierte Ausgangsposition im Stand)*
- *Seitliche Drehung des Oberkörpers.*
- *Oberkörper mit den Händen auf den Oberschenkeln abstützen, abrollen.*
- *Zum Rundrücken, zum Katzenbuckel aufrollen und wieder aufrichten.*

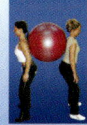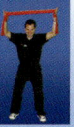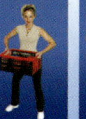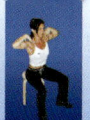

Schultergelenk:
- *Schultern heben und senken.*
- *Schultern vor- und zurückschieben.*
- *Schultern vorwärts/rückwärts kreisen.*
- *Arme vor- und zurückpendeln.*
- *Armkreisen mit gewinkelten Armen vorwärts/rückwärts.*
  Unfunktionell: Beidseitige Schwungarmkreise!

7.4 Dehnübungen

Dehnungen sind eine sinnvolle Maßnahme zur Regeneration der Muskulatur und zum Erhalt vorhandener Beweglichkeit von Muskel-Gelenk-Systemen. Zur Unterstützung einer gelenkgerechten Haltungs- und Bewegungsarbeit können daher neben Mobilisationen auch Dehnungen derjenigen Muskulatur durchgeführt werden, deren Belastungstoleranz durch geringe oder zu intensive Inanspruchnahme verringert ist.

Nach neueren Erkenntnissen (Freiwald, 2004) ist dabei im Rahmen der Wirbelsäulengymnastik eine aktiv-dynamische Arbeit zu bevorzugen. Zu lange statische Dehnungen im Maximalbereich verringern die Durchblutung der vorher durch Muskelanspannung schon schlecht durchbluteten Muskelbereiche weiter und führen zu keiner ausreichenden Regeneration.

Vorzug von aktiv-dynamischen Dehnungen
Aktive, dynamische Dehnungen sind geprägt durch eine zügig durchgeführte Wechselarbeit von Gelenkbeugung und Gelenkstreckung im funktionell richtigen Bereich durch Kraftarbeit des Spieler-Gegenspieler-Systems.

Insgesamt sollte die Wirkung von Dehnübungen nicht zu hoch eingeschätzt werden, ihr zeitlicher Anteil am Gymnastikprogramm zu Gunsten von koordinativer Bewegungsarbeit und Mobilisation reduziert werden.

Beispiel:
Aktiv-dynamische Dehnung der rückwärtigen Oberschenkelmuskulatur.

Ausgangsposition: Rückenlage
Beine gewinkelt, Füße auf der Matte aufstellen.
Ein Bein gebeugt bis zur Senkrechten anheben, die Hände können zur Un-

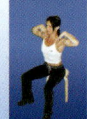 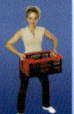 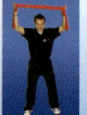 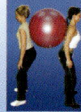
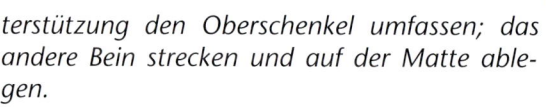

terstützung den Oberschenkel umfassen; das andere Bein strecken und auf der Matte ablegen.

Ausführung:
Das gehobene Bein im Kniegelenk bis zum leichten Dehnzug strecken, der Oberschenkel bleibt fixiert. Das gehaltene Bein mehrmals im Kniegelenk beugen und wieder strecken. Seitenwechsel.

7.5   Fußgymnastik

Eine gute Statik der Füße und eine leistungsfähige Fußmuskulatur begünstigen die gesamte Haltung. Die Füße beeinflussen die Stellung der Knie, Hüftgelenke, Wirbelsäule, oberen Extremitäten und des Kopfs. Durch spezielle Übungen wird die Fußmuskulatur gekräftigt und die Sensibilität der Fußhaut und Fußmuskeln erhöht.

   Daher sollte die Fußgymnastik fester Bestandteil einer vorbeugenden Wirbelsäulengymnastik sein.

> **Hinweise für das Üben:**
> * Achten Sie im Sitzen auf eine rückengerechte Körperhaltung.
> * Führen Sie die Übungen ohne Schuhe durch.
> * Wiederholen Sie die Übungen/oder einige der Übungen möglichst täglich (z. B. beim Zähneputzen).

Praxisbeispiele

Körperwahrnehmung
* *Setzen Sie sich auf die Kante eines Stuhls und legen Sie einen Fuß auf den Oberschenkel des anderen Beins. Massieren Sie nun mit beiden Daumen die Fußsohlenmuskulatur.*

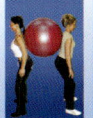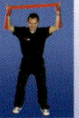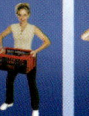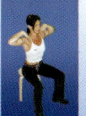
Kräftigung
Im Sitzen:

- *Heben Sie gleichzeitig beide Fersen an und stellen Sie die Füße auf die äußerste Zehenspitze. Stellen Sie die Fersen wieder auf den Boden und ziehen Sie die Zehen körperwärts.*
- *Bewegen Sie die Fersen mit kräftigem Druck gegen den Boden so weit wie möglich nach außen. Ebenso mit Druck gegen den Boden die Füße wieder schließen. (Die Knie bleiben dabei geschlossen.)*
- *Bewegen Sie mit geschlossenen Knien und Fersen die Füße weit nach außen. Zurück zur Ausgangsstellung.*
- *Heben Sie abwechselnd die beiden Fußinnenkanten vom Boden ab.*
- *Raupengang vorwärts und rückwärts. Die Fersen bleiben immer fest am Boden.*
- *Tunnelübung:*
  Krallen Sie Ihre Zehen und ziehen Sie die Zehen in Richtung Ferse. Der ganze Mittelfuß wird vom Boden abgehoben, die Zehen behalten dabei Bodenkontakt. Anschließend Fuß und Zehen wieder strecken.
- *Die Innenkanten der Füße hochziehen, dabei bleiben die Zehen am Boden.*

Dehnung
Im Sitzen:

- *Schieben Sie ein Bein mit angezogenem Fuß und Zehen unter den Stuhl. Drücken Sie den Fuß mit der Ferse kräftig auf den Boden, heben Sie die Ferse langsam wieder ab und wiederholen Sie dies mehrfach.*
- *Heben Sie ein Bein mit gebeugtem Fuß vor dem Körper an und strecken Sie im Kniegelenk bis zum leichten Dehnzug. Wiederholen Sie das Beugen und Strecken im Kniegelenk bei langsamer Bewegungsausführung. Das Becken wird aktiv gestoppt.*

Im Stand:

- *Stützen Sie Ihre Hände gegen eine Wand und setzen Sie ein Bein nach hinten. Drücken Sie langsam die Ferse mit durchgedrücktem Knie auf den Boden und heben Sie die Ferse wieder vom Boden ab. Wiederholen Sie diese Übung mehrfach.*
- *Stützen Sie Ihre Hände gegen eine Wand und stellen Sie die Beine in eine angenehme Schrittstellung. Beugen und strecken Sie nun langsam das vordere Bein. Die Ferse bleibt während der gesamten Übung auf dem Boden. Wiederholen Sie sie mehrfach.*

- *Umgreifen Sie mit Ihren Händen oberhalb des Knöchels den Unterschenkel und schütteln Sie den Fuß mit kräftigen Armbewegungen in seitlicher Richtung aus.*

7.6 Hockergymnastik

Die Hockergymnastik bietet sich als Element der vorbeugenden Wirbelsäulengymnastik hervorragend an. So sind im Sitzen die ungünstigen Ausweichbewegungen der Hüfte eher zu vermeiden als im Stehen. Die Hebelbelastung für die Halswirbelsäule (HWS) ist wesentlich geringer. Auch die Knie- und Hüftgelenke sowie die Wirbelsäule sind gelenkschonend entlastet, wenn die Übungen in aktiver Sitzhaltung ausgeführt werden.

Geräte oder Materialien, wie z. B. das Theraband©, lassen sich in stabilisierter Sitzposition gut anwenden. Die richtige Sitzposition ist in Kapitel 6.2 „Körperwahrnehmung" beschrieben.

Praxisbeispiele (auch mit Theraband)

Beginn:
- *Um den Hocker herumgehen, bei Musikstopp hinsetzen und wieder aufstehen, Sitz auf dem Stuhl, erproben der Beckenkippung und -aufrichtung im Wechsel.*
- *Sitz auf dem Stuhl, Becken in Mittelstellung, Grundspannung (Füße kräftig gegen den Boden drücken).*

Mobilisation:
- *Grundspannung, Mobilisation Schulter-Nacken-Bereich.*

Kräftigung:
- *Grundspannung, Theraband an einem Fuß befestigt, vor dem Körper hochziehen (ausatmen) und langsam zurück in die Ausgangsstellung (einatmen).*
- *Grundspannung, Band jeweils unter einem Fuß, mit rechtem bzw. linkem Arm nach oben zur Schulter ziehen.*
- *Grundspannung, Band unter beiden Füßen, mit beiden Armen nach oben zur Schulter ziehen.*

>>

Hinweis: Verletzungsgefahr, wenn Theraband nicht am Fuß gesichert ist!

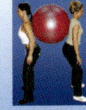
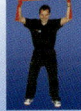
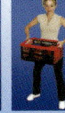
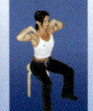

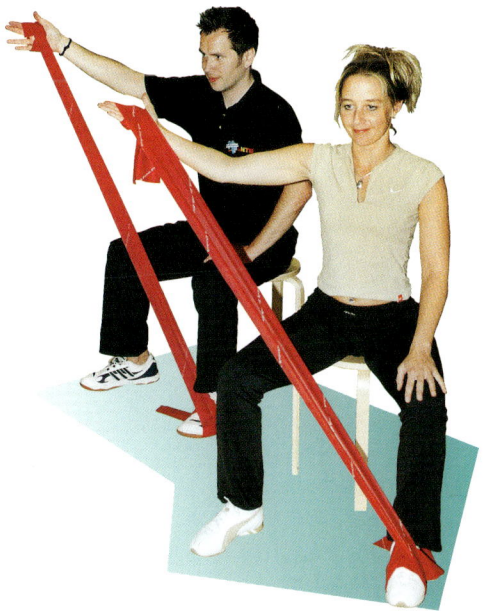

Therabandübung aus der Sitzstabilisation

Kräftigung der schulterver-spannenden Muskulatur mit Theraband

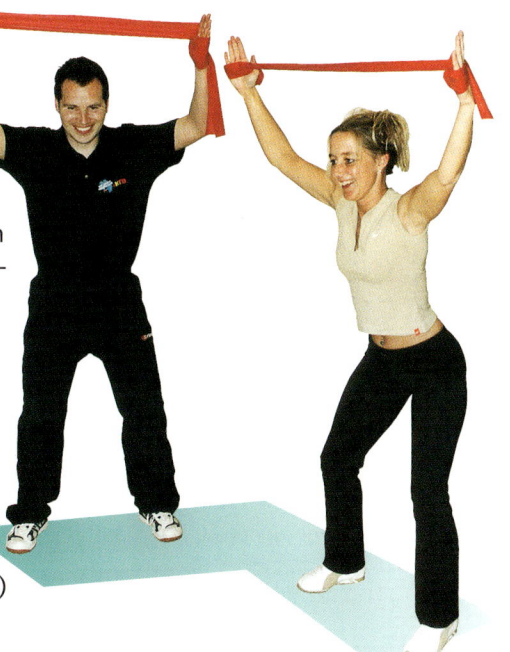

Der Krafteinsatz beim Trainieren mit dem Theraband wird individuell gesteuert:

Zum einen über die Auswahl des Therabandes und seiner Widerstandsstärke (unterschiedliche Farben), zum anderen über die Länge des Therabandes zwischen den beiden Haltepunkten.

Teilnehmer sollten 8-12 Wiederholungen pro Übung ohne Muskelermüdung absolvieren können (ansonsten ist die Widerstandsstärke zu hoch).

Danach wird die Belastungsdosierung (Wiederholung der Übung) langsam gesteigert.

7.7 Übungsprogramm Wirbelsäulentraining

Ziele der nachfolgenden Praxisübungen sind

- Stabilisation
- Kräftigung und
- Dehnung/Mobilisation.

Hinweise für Teilnehmer:
- Wiederholen Sie die Bewegungsübungen langsam ca. 10-15 x oder halten Sie die Muskelanspannungen und Dehnungen über etwa 10 Sekunden aufrecht.
- Beenden Sie eine Übung, falls Schmerzen dabei auftreten.
- Lockern und entspannen Sie sich beim Üben.

Übungszweck: LWS-Mobilisation, Wahrnehmen der richtigen Beckenstellung

Ausgangsposition:
Rückenlage (RL)

Ausführung:
Beckenaufrichtung/-kippung mit aufgestellten Beinen. Vorstellung: Zifferblatt neben dem Gesäß, Beckenstellung wechselt von 12.00 Uhr auf 14.00 Uhr.

Übungszweck: Mobilisation, Wahrnehmen der Gesäßmuskelspannung und Atemtätigkeit

Ausgangsposition:
RL mit aufgestellten Beinen

Ausführung:
Hüfte leicht vom Boden abheben und Wirbel aufrollen, bis eine schiefe Ebene erreicht ist, Gesäßmuskeln anspannen und wieder abrollen.

>>

Hinweis: Gleichmäßig atmen!

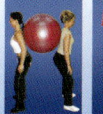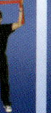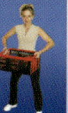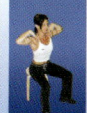
Übungszweck: Ganzkörperstabilisation

Ausgangsposition:
RL mit angestellten Beinen (eventuell Füße auf Ferse stellen); WS in schiefe
Ebene aufrollen, dort halten (wie oben).

Variation/Belastungssteigerung:
Einen Fuß vom Boden lösen, Position kurz halten, wechseln.
Unterschenkel eines Beins strecken.

*Stabilisation
Körperrückseite*

Hinweis:
Gleichmäßig atmen!

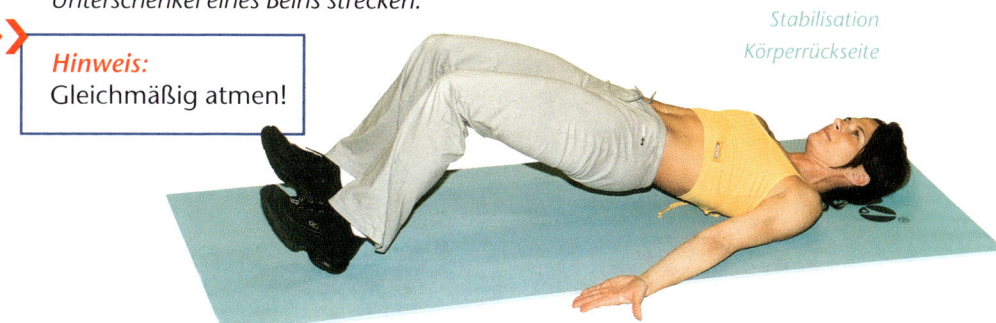
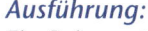

Übungszweck: Dehnung Oberschenkelrückseite

Ausgangsposition: Rückenlage

Ausführung:
Ein Bein gestreckt, ein Bein an den Brustkorb ziehen, am Oberschenkel umfassen,
jetzt dieses Bein in Richtung Decke
strecken. Hände halten dabei das Bein in
der Streckung (Endposition). Bein am Boden ist in Endposition ebenfalls gestreckt.

*Dehnung
Oberschenkelrückseite*

Variation:
Ferse zur Decke schieben (Zehen anziehen).

Wirkung:
Kombination mit
Dehnung des
Wadenmuskels.

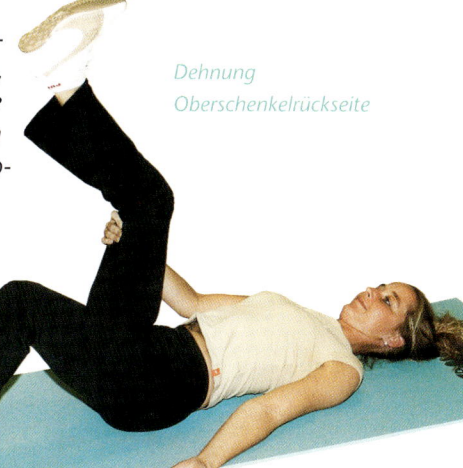

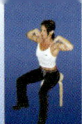 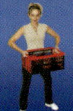 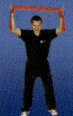 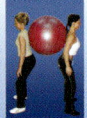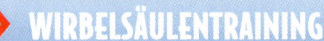
Übungszweck: Dehnung Gesäßmuskel

Ausgangsposition: Rückenlage

Ausführung:
Ein Bein zum Brustkorb ziehen und am Oberschenkel nahe der Kniekehle umfassen, der Kopf und das Gegenbein bleiben auf der Unterlage.

»

Beachte:
Die Streckung des anderen Beins ist wichtig, um eine günstige Ausgangslage zu erhalten.

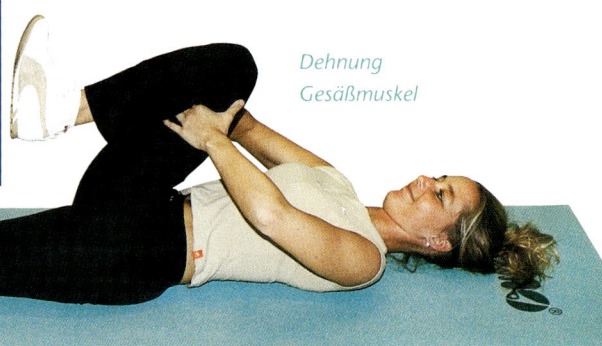

Dehnung Gesäßmuskel

Übungszweck: Dehnung der unteren Rückenmuskulatur

Ausgangsposition: Rückenlage

Dehnung der unteren Rückenstrecker

Ausführung:
Beine nacheinander an den Brustkorb ziehen, am Oberschenkel nahe der Kniekehle umfassen, klein zusammenrollen.

Hinweis:
Die Beckenknochen bleiben am Boden, da sonst eine zu starke Krümmung der LWS erfolgen würde. Nur vorbeugend einsetzen!

Variation:
Kopf mit einrollen.

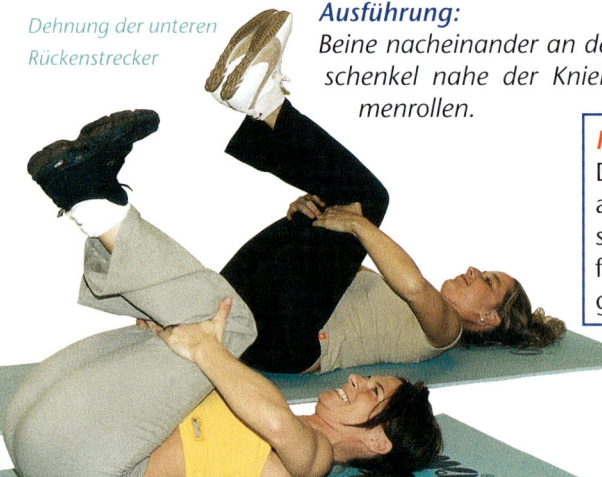

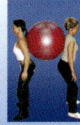

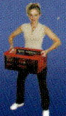
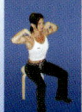

Übungszweck: Kräftigung der geraden Bauchmuskulatur

Ausgangsposition: Rückenlage

Ausführung:
Mit angestellten Beinen, Kopf anheben – Richtung Brustbein einrollen, Oberkörper bis zu den Schulterblattspitzen anheben.

Variationen:
- *Unterschiedliche Armstellungen – Arme parallel zum Körper.*
- *Hände ziehen in Richtung Füße – Arme vor dem Brustkorb verschränkt.*
- *Hände drücken gegen Oberschenkelvorderseiten.*
- *Hände an die Ohren legen, Oberkörper vom Boden abheben.*

Kräftigung der geraden Bauchmuskeln

Übungszweck: Kräftigung der schrägen Bauchmuskulatur

Ausgangsposition: Rückenlage

Ausführung:
Oberkörper bis zu den Schulterblattspitzen anheben und leicht drehen.

Variationen:
Kopf und Arme schauen bzw. ziehen abwechselnd zum rechten, dann zum linken Fuß.

Kräftigung der schrägen Bauchmuskeln

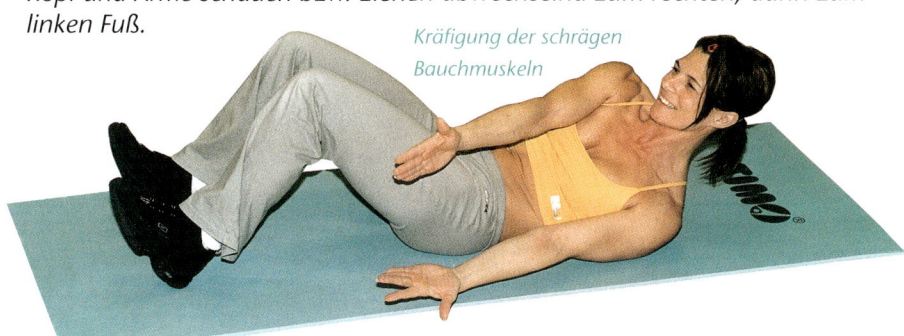

Unterschiedliche Armstellungen wie zuvor, unter Einbeziehung der verschiedenen Seiten rechts/links.
- Eine Hand drückt diagonal gegen die Oberschenkelvorderseite, Wechsel.
- Arme gestreckt neben dem Körper, Oberkörper vom Boden abheben, Kopf bleibt in Verlängerung des Rumpfs (Blick zum Himmel).

Übungszweck: Kräftigung unterer Anteil der geraden Bauchmuskulatur

Ausgangsposition: Rückenlage mit angestellten Beinen

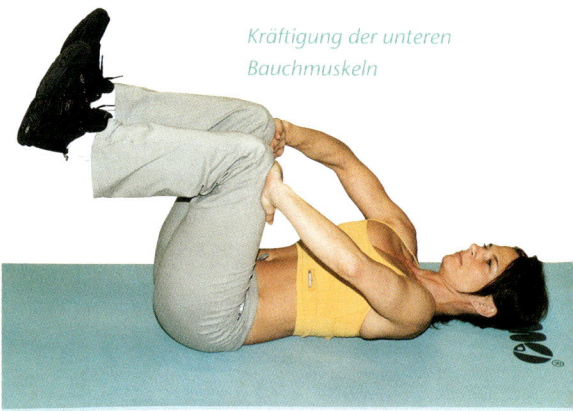

Kräftigung der unteren Bauchmuskeln

Ausführung:
Beine nacheinander in die 90°-Stellung bringen, Oberkörper und Kopf leicht abheben, Handflächen drücken gegen die Oberschenkel.
    Druck verstärken, Oberschenkel bleibt in senkrechter Stellung.

Übungszweck: Kräftigung der Rückenmuskulatur

Ausgangsposition: Bauchlage

Ausführung, Aufbau einer Grundspannung:
Fuß auf die Unterlage drücken und Zehen anziehen. Ferse schiebt lang hinaus, Knie strecken, Gesäß anspannen, Bauchspannung. Kopf zieht in Verlängerung der Wirbelsäule lang hinaus, Blick zur Unterlage, Arme bzw.

Kräftigung der Rückenmuskulatur, Variation: Beidseitiges Armheben

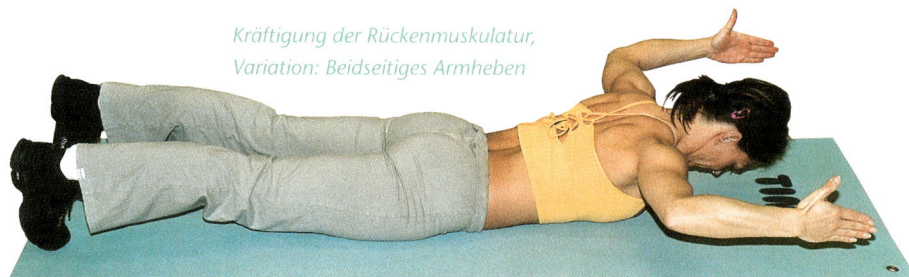

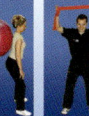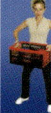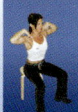

Hände schieben zu den Füßen, dabei ziehen die Schulterblätter nach unten an die Wirbelsäule heran, die Arme schweben leicht über dem Boden.

Variationen aus dieser Grundspannung heraus:

- Ein Bein in Streckung vom Boden abheben, Fuß bleibt dabei dicht über dem Boden (10-15 cm), Beinwechsel.
- Arme in U-Halte, leicht vom Boden lösen, einen Arm in Hochhalte strecken, Armwechsel.
- Grundspannung: Beine im Wechsel vom Boden abheben (darauf achten, dass LWS-Lordose fixiert bleibt).
- Grundspannung, zum angehobenen Bein den gegengleichen Arm gestreckt vom Boden abheben und halten; der andere Arm bleibt mit Spannung am Körper. Seitenwechsel.

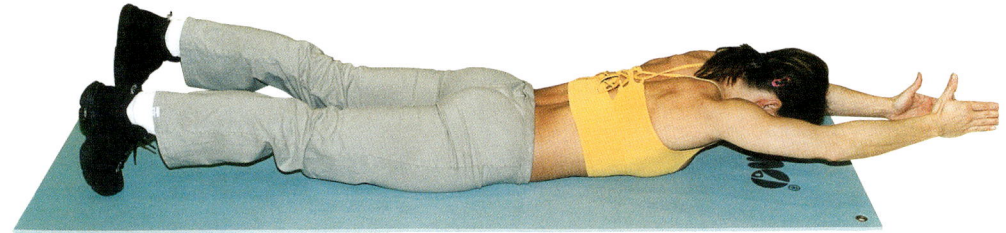

Kräftigung der Rückenmuskulatur, Variation: Gegengleiches Arm-Bein-Heben

Variationen:

- Grundspannung, ein Bein anheben und halten.
- Arme im Wechsel über den Kopf bzw. zu den Füßen ziehen.

Kräftigung der Rückenmuskulatur, Variation: Arme im Wechsel über den Kopf

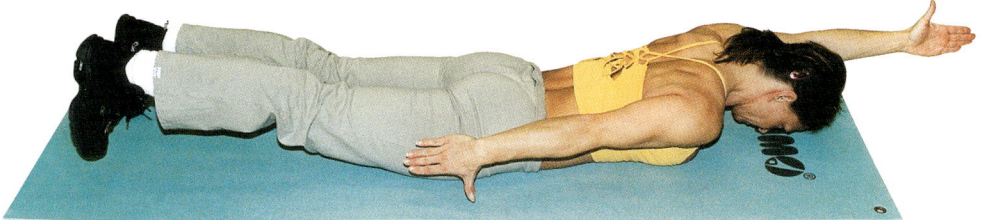

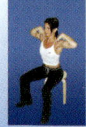 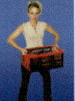 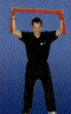 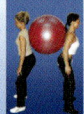 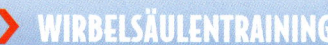
Übungszweck: Kräftigung der Gesäßmuskeln

Ausgangsposition: Bauchlage

Ausführung:
Unterschenkel/Oberschenkel 90°, Fersen schieben im Wechsel zur Decke, Hände fühlen am Beckenkamm, Bauchspannung.
Knie im Wechsel von der Unterlage lösen.

*Kräftigung der rück-
seitigen Muskulatur,
Schwerpunkt:
Gesäßmuskeln*

Übungszweck: Dehnung der Hüftbeuger – Dehnung der Oberschenkelmuskulatur

Ausgangsposition: Bauchlage

Ausführung:
Beine gestreckt, Ferse des einen Beins zieht zum Gesäß, Hände umfassen Fuß oder Unterschenkel und ziehen ihn weiter zum Gesäß. Eventuell Tuch als Hilfsmittel benutzen.

»»
> *Hinweis:* Becken bleibt fixiert am Boden, Rumpfspannung halten, **kein Hohlkreuz!**

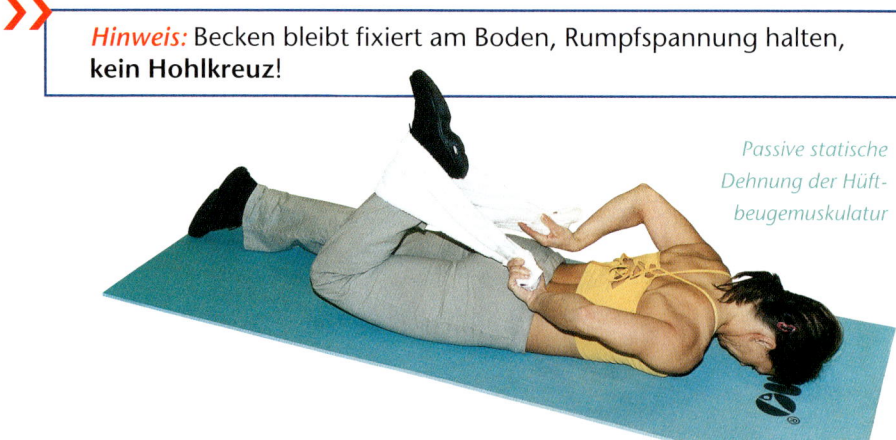

*Passive statische
Dehnung der Hüft-
beugemuskulatur*

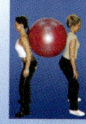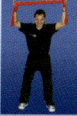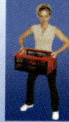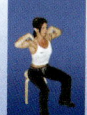

Übungszweck: Mobilisation der Lendenwirbelsäule (LWS)

Ausgangsposition: Vierfüßlerstand – (VFS)

Ausführung:
„Katzenbuckel – Pferderücken ", aus der Waagerechten den Rücken so rund wie möglich machen, dann in Gegenrichtung Bauch zum Boden herausschieben.

Variationen:
- Hände direkt unter der Schulter.
- Hände vor der Schulter (Richtung Kopf).
- Hände hinter der Schulter (Richtung Knie).

Mobilisation der Wirbelsäule in der Entlastung

Übungszweck: Mobilisation LWS

Ausgangsposition: Vierfüßlerstand – (VFS)

Ausführung: Beckenkippung/-aufrichtung

Übungszweck: Seitmobilisation LWS

Ausgangsposition: Vierfüßlerstand – (VFS)

Ausführung:
Rumpfverkürzung rechte/linke Seite: Im Wechsel den linken bzw. rechten Beckenkamm zu den unteren Rippen ziehen.

Übungszweck: Kräftigung der Rückenmuskulatur

Ausgangsposition: Vierfüßlerstand – (VFS)

Ausführung:
Rechten/linken Arm heben, in Verlängerung der Wirbelsäule herausschieben.

Übungszweck: Kräftigung der Rumpfmuskulatur

Ausgangsposition:
Vierfüßlerstand – (VFS)

Ausführungsmöglichkeiten:
Ein Bein heben und in Verlängerung der Wirbelsäule halten. Dann senken und bis zur Waagerechten heben, beugen und strecken (Knie zum Bauch führen); gestrecktes Bein seitlich auf Hüfthöhe leicht abspreizen.

▶▶

Hinweis:
Rumpfspannung halten, um LWS zu stabilisieren.

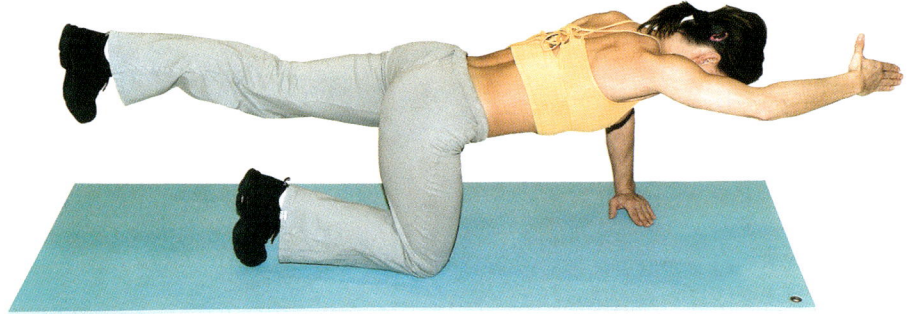

Rumpfstabilisation im Vierfüßlerstand

7.8   Partnerübungen

Übungszweck: Aktive Dehnung der Brustmuskeln

Ausgangsposition:
Übender im Sitz auf Stuhl oder Ball, Wirbelsäule aufgerichtet, Partner steht hinter dem Übenden.

Ausführung:
Übender führt die Arme mit leichter Beugung im Ellbogengelenk nach hinten oben, Aufrichtung der Wirbelsäule und des Beckens, Stabilisation der Beine und Füße. Partner leistet nachgebenden Widerstand.

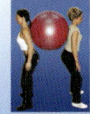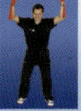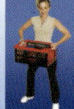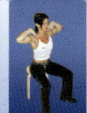

Übungszweck: _Kräftigung der geraden und schrägen_
Bauchmuskulatur

Ausgangsposition: _Rückenlage_

Ausführung:
Übender umfasst mit seinen Händen die Knöchel des hinter seinem Kopf stehenden Partners. Übender bringt Beine in 90°-Stellung im Oberschenkel-/Rumpf- und Oberschenkel-/Unterschenkelbereich. Beine heben, Ferse zur Decke schieben, im Wechsel Becken rechts/links abheben.

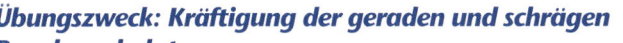

Kräftigung der Bauchmuskulatur mit Partnerhilfe

Übungszweck: _Kräftigung der geraden Bauchmuskulatur_
(oberer Anteil)

Ausgangsposition: _Rückenlage_
Übender bringt Beine in 90°-Stellung im Oberschenkel-/Rumpf- und Oberschenkel-/Unterschenkelbereich. Der Partner steht frontal zum Übenden. Die Fersen ruhen in den Händen des Partners.

Ausführung:
Arme gekreuzt auf dem Brustkorb, Fersendruck in die Hände des Partners sowie Oberkörper bis Schulterblattspitzen aufrichten, der Kopf bleibt in Verlängerung der Wirbelsäule.

Variation:
Armstellungen wie in vorherigen Bauchmuskelübungen (seitlich am Rumpf, in U-Halte neben dem Kopf).

7.9 Kurzprogramm für den Bereich Lendenwirbelsäule

Ausgangsposition:
Grundspannung in der Rückenlage (RL), beide Beine angestellt (Kniewinkel 90°), die Fußspitzen hochziehen, die Fersen in die Unterlage drücken, das Gesäß anspannen, die Schulterblätter an die Wirbelsäule heranziehen und die Arme seitlich in den Boden drücken. Gleichmäßig atmen.

Übungszweck: Mobilisation der Wirbelsäule

Ausführung:
Das Gesäß anheben und die Wirbelsäule Wirbel für Wirbel von oben nach unten wieder auf der Unterlage abrollen.

Ausführung:
Abwechselnd das Becken kippen (den Bauch wölben) und das Becken aufrichten (LWS zum Boden).

Übungszweck: Kräftigung des Bauchs/der Hüftbeuger

Ausführung:
Mit einem Bein Fahrrad fahren; das andere Bein stabilisiert in der Grundspannung!

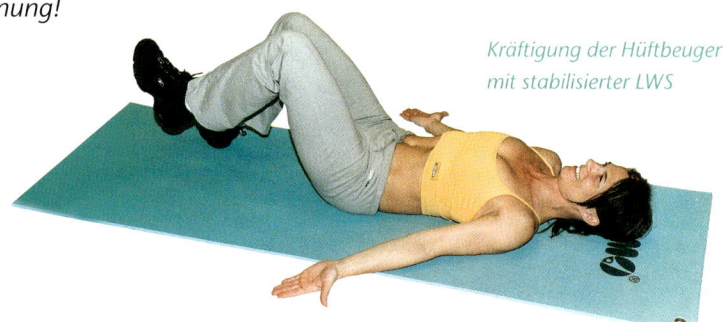

Kräftigung der Hüftbeuger mit stabilisierter LWS

Übungszweck: Dosierte Mobilisation der LWS

Ausführung: Beide Knie nacheinander an den Bauch heranziehen und mit den Knien kleine Kreise beschreiben. Das Becken behält Bodenkontakt.

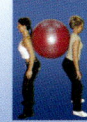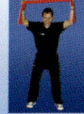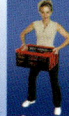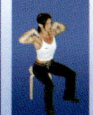

Wechsel von der Rückenlage in die Bauchlage.
Drehen im Block über die Seite mit Körperspannung in die Bauchlage (BL).

Mobilisation LWS

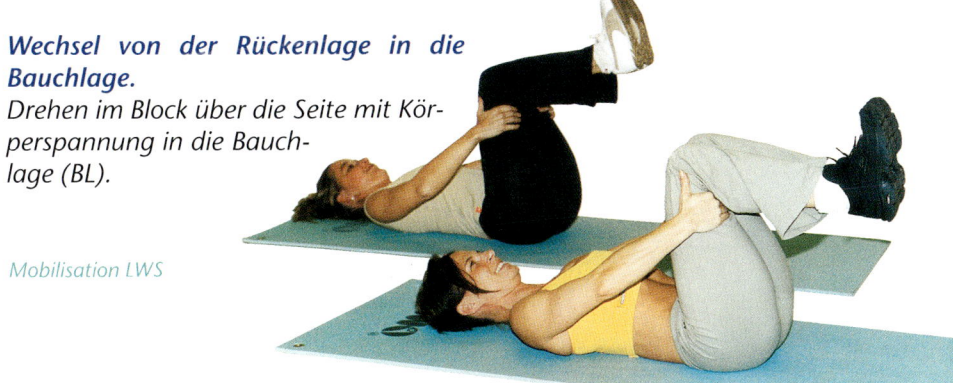

Übungszweck: Kräftigung der Rückenmuskulatur

Ausgangsposition: *Grundspannung in der Bauchlage*

Ausführung: *Bauch und Gesäß anspannen, die Finger Richtung Füße herunterziehen und das Kinn zur Wirbelsäule zurückführen.*

Übungszweck: Kräftigung der hinteren Schultergürtelmuskulatur

Ausgangsposition: *BL, in Grundspannung die Arme in U-Halte anheben.*

Ausführung: *Wechselseitig die Arme nach vorne schieben.*

Ausgangsposition: *Beide Arme nach vorne ausgestreckt.*

Ausführung: *Hände auf die Unterlage wechselseitig auftippen.*

Variation:
Den rechten Arm nach vorne rausschieben, zusammen mit dem linken Fuß nach hinten rausschieben.

Kräftigung der hinteren Schultergürtelmuskulatur

Wechsel von der Bauchlage in den Vierfüßlerstand.

Übungszweck: Mobilisation der Wirbelsäule

Ausgangsposition: Vierfüßlerstand. Die Hände stehen unter den Schultern, Ellbogen leicht gebeugt, die Knie stehen hüftbreit auseinander.

Ausführung:
Einen leichten Katzenbuckel machen und wieder die Wirbelsäule gerade halten.

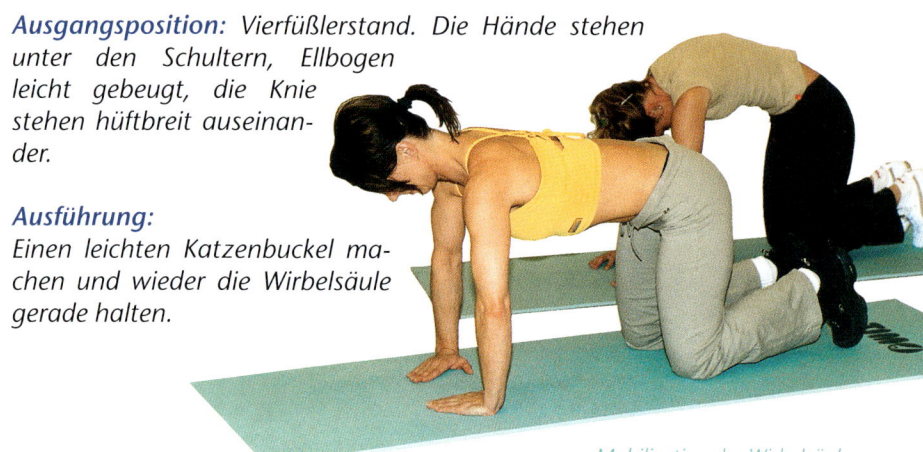

Mobilisation der Wirbelsäule

Übungszweck:
Kräftigung der hinteren Oberschenkelmuskulatur, der Gesäßmuskeln

Ausführung: Ein Bein nach hinten herausschieben, Fuß bleibt gebeugt. Beinwechsel.

Übungszweck: Kräftigung der Schultergürtelmuskulatur

Ausführung: Einen Arm nach vorne anheben und rausschieben, Armwechsel.

Kräftigung der Schulter-gürtelmuskulatur

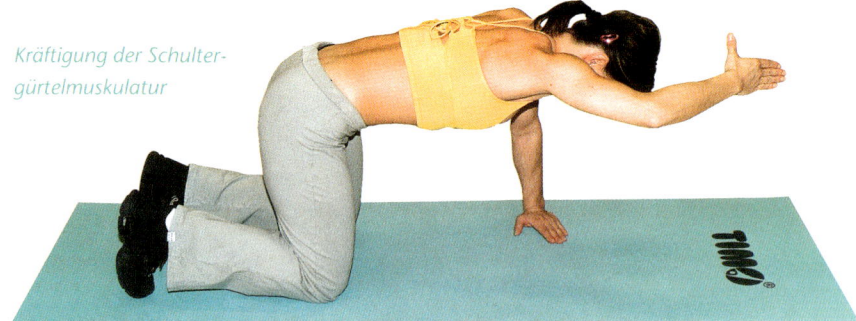

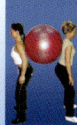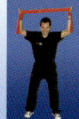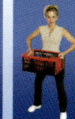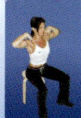

Übungszweck: Ganzkörperstabilisation

Ausführung:
Rechtes Bein, linken Arm anheben, Wechsel.

Variation:
Rechten Ellbogen und linkes Knie unter dem Körper zusammenführen, Arm und Bein strecken, Wechsel.

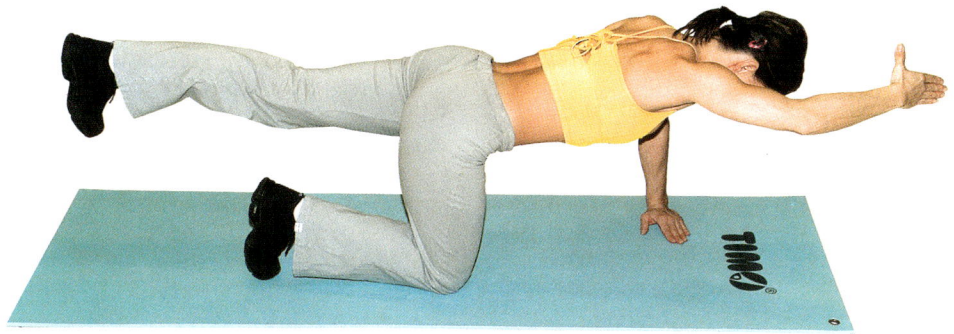

Ganzkörperstabilisation, erschwert

Übergang vom Vierfüßlerstand in die Rutschhalte oder „Päckchen-haltung".

Übungszweck: Entlastung der Wirbelsäule

„Päckchenhaltung":
In der Seitlage Knie umfassen und zum Körper ziehen.

8   Bewegungsspiele

Mit Bewegungsspielen lassen sich zwanglos das Miteinander, die Kommunikation und die sozialen Kontakte fördern. Schon beim gemeinsamen Aufwärmen sollten spielerische Elemente mit Musik und/oder Handgeräten individuelle Handlungsweisen ermöglichen.

Kleine Spiele (unter rückengerechten Aspekten) sind Bewegungsspiele, denen einfache und leicht zu verändernde Regeln zu Grunde liegen. Sie bewirken neben dem Effekt der körperlichen Erwärmung auch ein Abschalten vom Alltag, eine Sensibilisierung für nachfolgende Stundeninhalte, eine Verbesserung der Koordination sowie eine Förderung der Kommunikation und Integration.

Bewegungsspiele stellen einen notwendigen Kontrast zur sachbetonten Stundenphase der funktionellen Gymnastik dar und fördern die individuelle Bewegungsfreude ebenso wie die gruppendynamische Atmosphäre.

8.1   Auswahl geeigneter Spielformen

Bei der Auswahl geeigneter Spielformen sind viele Gesichtspunkte zu beachten. Sieht man einmal ganz von organisatorischen Auswahlkriterien wie Platz- und Materialangebot ab, so stehen neben der sinnvollen Einreihung der Spiele in das Konzept und in den Ablauf der Stunde in erster Linie **rückengerechte Aspekte** im Vordergrund.

Spieleauswahl nach rückengerechten Kriterien

Übergroße Anforderungen im Bereich des Herz-Kreislauf-Systems und des Bewegungsapparats (z. B. Fangspiele u. Ä.) sollten vermieden werden. Auswahl und Durchführung der Spielformen sind an die Bedürfnisse der Gruppe anzupassen. Um Hemmungen und Ängste abzubauen, kann die **Spielmotivation** verbessert werden durch:

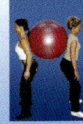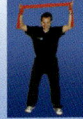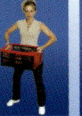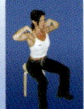

- Schaffung einer angenehmen Atmosphäre.
- Einsatz von Musik und Spielgeräten.
- Anregende Spieleauswahl.
- Mitspielen des Kursleiters.
- Einfache Spielregeln.
- Spielen ohne Zuschauer.
- Anschließendes Gespräch („Feedback").

8.2   Rückengerechte Bewegungsspiele

Auch bekannte Bewegungsspiele mit Tradition, die wettkampforien-
tiert sind und als nicht rückengerecht eingeordnet werden, lassen sich
so verändern, dass sie den o. g. Ansprüchen genügen. Diese „konstru-
ierten" Bewegungsspiele erfüllen mehrere Funktionen:

- Anwendung rückengerechten Bewegungsverhaltens in spielerischer
  und z. T. auch alltagsnaher Form (Freizeitverhalten).
- Festigung und Überprüfung des Automationsgrades rückengerechten Bewegungsverhaltens.
- Verdeutlichung und Bewusstmachung der Gelenkbelastung bei
  bekannten Spielformen.

Die genannten Zielsetzungen können sowohl im Kurs- als auch im
Dauerangebot Verwendung finden.
**Die 11-stündige Kursplanung sieht folgende methodische
Schwerpunkte (Langzeitplanung) vor:**

1.-2. Stunde	**K**ommunikative Spielformen
3.-5. Stunde	**G**ruppendynamische Spielformen
5.-9. Stunde	Spielformen zur Festigung von **B**ewegungsverhalten
10.-11. Stunde	**S**paß – Spielformen

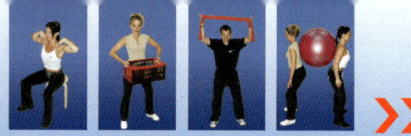

Bei der Durchführung eines Bewegungsspiels ıst ständig zwischen den vorrangigen Motiven der Spielidee und des Spielens als Selbstzweck (Spaß, Spontaneität, Kreativität) sowie der Notwendigkeit eines rückenschonenden Bewegungsverhaltens abzuwägen.

Die zu Grunde liegenden Bewegungsabläufe müssen vorher im Rahmen eines Übungsprogramms geschult worden sein und sollten einen gewissen Automationsgrad erreicht haben.

8.3   Wo liegen Gefahren bei den Bewegungsspielen?

Steht bei Bewegungsspielen der Spielspaß im Vordergrund, wird weniger auf rückengerechte, gelenkentlastende und ökonomische Bewegungsabläufe geachtet. Dies stellt bei gesunden Personen aber keine Gefahr – im Sinne einer schweren körperlichen Gefährdung – dar.

Über die normale Verletzungsmöglichkeit durch Zusammenstöße, Unachtsamkeit usw. hinaus sind gesunde Menschen, die an einer vorbeugenden Wirbelsäulengymnastik teilnehmen, grundsätzlich nicht höher gefährdet.

Eigentliche Gefahren können durch spontane und einmalige Überlastungen nur entstehen, wenn bei Teilnehmern Vorschädigungen in den überbelasteten Bereichen vorhanden sind. Sind diese Vorschädigungen bislang unerkannt bzw. nicht ärztlich diagnostiziert worden, kann durch schnelle, unkontrollierte Bewegungen im Spiel ein Bandscheibenvorfall, eine Wirbelblockierung, ein Hexenschuss oder eine Gelenkentzündung ausgelöst werden.

Dies kann besonders bei folgenden Bewegungen auftreten:
- Spontane, schnelle Bückbewegungen mit unphysiologischer Wirbelsäulenhaltung.
- Schnelle, intensive Beschleunigungs- und Abbremsbewegungen.
- Schnelle, fremdbestimmte Mobilisationen der LWS/HWS (Rotationsbewegungen im LWS-Bereich).

Eine monotone Muskel- und Gelenkbelastung, die über einen längeren Zeitraum andauert, sollte grundsätzlich mit Entlastungsphasen abwechseln – auch im Spiel!

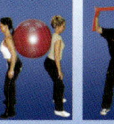 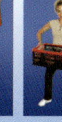 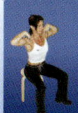
Wenn sich die Auswahl der Bewegungsspiele an der Bewegungs- und Belastungsfähigkeit der jeweiligen Teilnehmer orientiert, können alle Teilnehmer einer vorbeugenden Wirbelsäulengymnastik an Bewegungsspielen teilnehmen.

Grundsätzlich gilt:

- Rückengerechte Themen in die Spielidee integrieren.
- Bewegungsspiele im Sitzen solchen im Stehen bzw. Laufen vorziehen.
- Häufige Rollen- und Positionswechsel der Teilnehmer in Bewegungsspielen, die den Bewegungsmöglichkeiten der Teilnehmer entsprechen.
- Es darf in den Ablauf von Bewegungsspielen eingegriffen werden, wenn sich unfunktionelle Bewegungsabläufe häufen. Gegebenenfalls sollte versucht werden, über Regel- oder Geräteveränderungen auf eine Änderung im Bewegungsverhalten hinzuwirken.

8.4   Die Bewegungsspielideen

Nachfolgend sind einige Bewegungsspiele beispielhaft beschrieben. Ihre Zielsetzungen und methodischen Schwerpunkte ergeben sich durch die Buchstaben:

> **B** = rückengerechtes Bewegungstraining
> **E** = Erwärmung
> **G** = gruppendynamische Spielform
> **K** = kommunikative Spielform
> **S** = Spielform mit Spaß

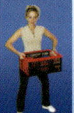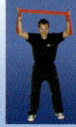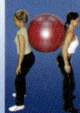

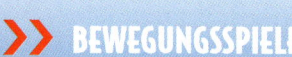
8.4.1 Themenbereich Kennenlernen, Kontaktaufnahme

Sitzboogie (B, G)

Auf Hockern, Stühlen und/oder kleinen Kästen sitzend (Sitzkreis), wird ein Grundrhythmus mit den Händen geschlagen (z. B. 2 x auf die Oberschenkel klatschen, 2 x in die Hände). Alle Teilnehmer nehmen diesen Rhythmus auf.

Variationen:
- *Rhythmus verändern (langsam-schnell).*
- *Form verändern (über Kreuz auf die Schenkel klatschen, zur Seite drehen und Nachbarn in die Hände klatschen).*
- *Zusatzaufgaben (Spielleiter macht plötzlich zusätzliche Bewegungen, die alle Teilnehmer nachmachen sollen, plötzlich abstoppen usw.).*

8.4.2 Themenbereich aktives Sitzen, Aufstehen, Setzen

Pferderennen (S, G, B)

Die Teilnehmer sitzen im Stuhlkreis und stellen Pferde dar, die ein Rennen laufen.

Das Rennen wird vom Übungsleiter moderiert, indem er den Verlauf schildert und Bewegungsaufgaben benennt, die die Pferde ausführen.

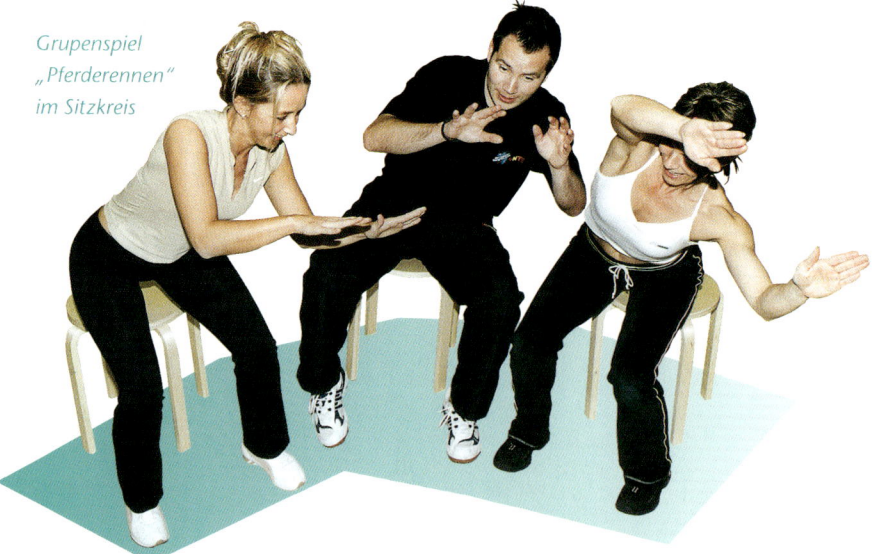

Grupenspiel
„Pferderennen"
im Sitzkreis

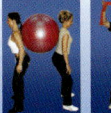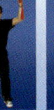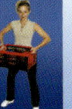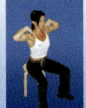

In den Boxen:
Das Gesäß wird leicht von der Sitzfläche gelöst, die Arme sind in Vorhalte und werden knapp über den Oberschenkeln gehalten. Die Haltemuskulatur des Körpers ist angespannt.

Start:
> Absenken in den Sitz, die Hände klatschen kurz und schnell auf die Oberschenkel.

Hindernis:
> Arme in Vorhochhalte und kurz vom Stuhl erheben und langsam wieder hinsetzen (Landung).

Doppeloxer:
> Dito, 2 x hintereinander.

Dreifachkombination:
> Dito, 3 x hintereinander.

Links-/Rechtskurve:
> Der Oberkörper wird leicht nach links bzw. rechts gelegt.

Wassergraben:
> Hände klatschen auf den Bauch.

Tiefer Boden:
> Füße stampfen auf den Fußboden.

Zuschauer:
> Winken (nach links oder rechts).

Reporter:
> Mit den Händen eine Kamera formen und Fotos schießen.

Ziel: Alle stehen auf und jubeln.

Hinweis:
Weitere Variationen sind nach Fantasie des Spielleiters und der Teilnehmer möglich. Rückengerechtes Bewegungsverhalten darf dabei nicht außer Acht gelassen werden (kontrolliertes Zurücksetzen auf die Sitzgelegenheit, rückengerechte Sitzposition).

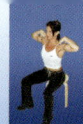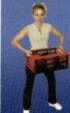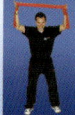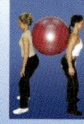
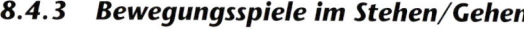

8.4.3   Bewegungsspiele im Stehen/Gehen

Buchstaben bilden (B, G, K)
Die Gruppe geht im Raum umher. Der Spielleiter verteilt dabei an jeden Teilnehmer einen Zettel, auf dem ein Buchstabe vermerkt ist.

Die Zettel sind so vorbereitet worden, dass die insgesamt verteilten Buchstaben ein kurzes Wort (z. B. R Ü C K E N) ergeben, das die Teilnehmer erraten sollen.

Variationen mit Tüchern:
Jeder Teilnehmer erhält ein Tuch (z. B. Kopftuch, Handtuch); bei Musikstopp sind folgende Aufgaben zu erfüllen:

Bewegungsaufgabe:
Die einzelnen Buchstabengruppen finden sich zusammen und bilden in möglichst rückengerechter Haltung mit ihren Tüchern in der Luft den Buchstaben
- *waagerecht.*
- *senkrecht.*
- *senkrecht, sodass das Wort „RÜCKEN" zu lesen ist.*
- *Übungen 1 und 2 eventuell auch mit geschlossenen Augen.*

Ankleben (K, B, S)
Bewegungsaufgabe:
Mit Schaumstoffteilen oder Bällen durch den Raum gehen, paarweise (gleiche Körperlänge) zusammenfinden und über die Schaumstoffteile Kontakt halten:

- *Im Stand Schulter an Schulter.*
- *Im Stand Rücken an Rücken.*
- *Im Gehen Schulter an Schulter.*

Im Gehen können sich auch Ketten bilden und sich einzelne Teilnehmer wieder neu zuordnen. Ein Partner übernimmt die Führung: führen – folgen, Partnerwechsel.

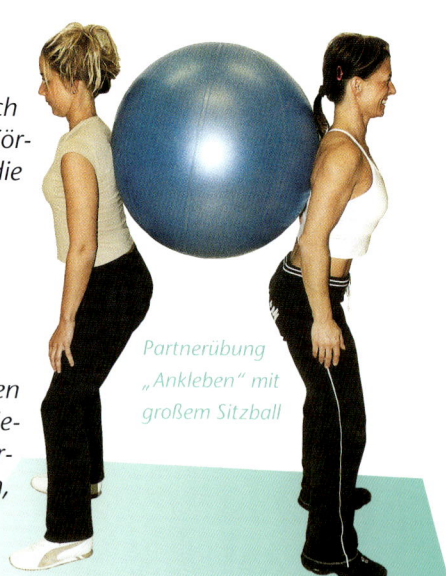

Partnerübung „Ankleben" mit großem Sitzball

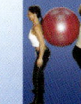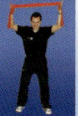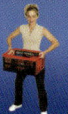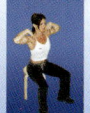

Erlösen (G, B)
Bewegungsaufgabe:

Alle Teilnehmer gehen zu zweit hintereinander durch den Raum. Auf ein Signal des Spielleiters verharrt der vorne gehende Partner in einer selbstge-wählten Position, der nachfolgende Partner muss die Position nachbauen. Sobald beide in der gleichen Position verharren, löst sich der vordere Part-ner, geht bzw. läuft durch den Raum und erlöst einen frei stehenden Part-ner, indem er diesen nachbaut.

Das Spiel ist ohne Ende, d. h., der Spielleiter beendet das Spiel nach einigen Minuten bzw. variiert die Aufgabenstellungen.

(Z. B. dürfen nur Alltagsbewegungen dargestellt werden; der vordere Partner ist nur erlöst, wenn der hintere Partner die Figur errät usw.)

Rückengerechtes Bücken (B, G, E)
Voraussetzung:

Die Teilnehmer kennen die Ausführung des rückengerechten Bückens.
Spielausgangslage:

Die Teilnehmer gehen/laufen durch den Raum (Tempo kann jeder selbst bestimmen). Jeder darf jeden zwischen den Schulterblättern antippen. Wer angetippt worden ist, kommt langsam aus der Fortbewegung zum Stehen und bückt sich im Zeitlupentempo langsam, um die Bewegung bewusst auszuführen, bis eine Hand den Boden berührt und richtet sich genauso langsam rückengerecht wieder auf, bis die Standposition erreicht ist. Da-nach wählt er wieder sein Fortbewegungstempo und spielt – wie oben beschrieben – weiter mit.

Drei sind einer zu viel (G, K, E)
Spielausgangslage:

Ungerade Gruppenzahl, die Teilnehmer sind paarweise zusammen, einer einzeln.

Die Teilnehmerpaare gehen/laufen durch den Raum (Paare bestimmen ihr Bewegungstempo). Der einzelne Teilnehmer dockt an ein beliebiges Pärchen an, wodurch der Teilnehmer auf der anderen Seite sich lösen muss und alleine läuft, bis auch er an ein Paar seiner Wahl andockt.

> **Hinweis:** Bei gerader Teilnehmerzahl kann man entweder ein Paar tren-nen und hat zwei einzelne Läufer oder der Übungsleiter spielt mit!

Begrüßungsspiel (E, G, S)
Spielausgangslage:
Die Teilnehmer bewegen sich frei im Raum mit selbstgewähltem Bewegungstempo.

Der Übungsleiter gibt an, auf welche Art die Teilnehmer einander begrüßen, z. B. „japanisch", d. h. mit gekreuzten Armen vor dem Körper tief verneigen, z. B. „eskimoartig", d. h. mit dem Zeigefinger die Nasenspitzen des andren berühren, z. B. nach „Art eines alten Indianerstamms", d. h. die Ohrläppchen mit den Fingern anfassen und reiben usw.

Den Partner wieder finden (K, S, G, E)
Spielausgangslage:
Die Teilnehmer bewegen sich frei zur Musik im Raum mit selbstgewähltem Bewegungstempo.

Bei Musikstopp gehen zwei Teilnehmer als Paar zusammen und vereinbaren eine gemeinsame Bewegungsform am Platz. Setzt die Musik wieder ein, lösen sich die Paare und bewegen sich wieder allein zur Musik. Beim nächsten Musikstopp wird ein anderer Partner gesucht und auch mit ihm eine paartypische Bewegung vereinbart, die am Platz ausgeführt wird.

Entsprechend so weiter, bis jeder vier oder fünf verschiedene Partner/Bewegungen gefunden hat. Danach gibt der Übungsleiter vor, z. B. Partner Nr. 2 wieder zu finden und mit ihm die vereinbarte Bewegungsform auszuführen. So weiter mit den verschiedenen Partnern/Bewegungsformen.

Atomspiel (G, E)
Spielausgangslage:
Die Teilnehmer bewegen sich (eventuell mit Musik) frei im Raum.

Der Übungsleiter ruft eine Zahl, die benennt, in welcher Gruppengröße sich die Teilnehmer zusammenfinden sollen.

Danach lösen sich die Gruppen und bilden dann wieder entsprechende Gruppengrößen, wenn der Übungsleiter eine Zahl gerufen hat.

Wer? Wie? Was? (K, G, S, E)
Spielausgangslage:
Die Teilnehmer bewegen sich (eventuell mit Musik) frei im Raum mit selbstgewähltem Bewegungstempo.

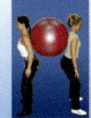
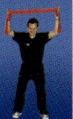
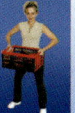
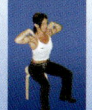

Auf ein Zeichen des Übungsleiters bei Musikstopp finden sich zwei Teilnehmer zusammen und tauschen Informationen aus, die vereinbart wurden, z. B.:

• Name, Hobby, Lieblingsessen, Lieblingsfarbe usw.
  (Die Information, die ausgetauscht wird, kann mehr oder weniger umfangreich sein.)

Nach etwa drei oder vier verschiedenen Partnern bestimmt der Übungsleiter, z. B. Partner Nr. 2 wieder zu treffen, um ihn mit seiner Information zu identifizieren.

Gruppen bilden (G, K, S, E)
Spielausgangslage:
Die Teilnehmer bewegen sich (eventuell mit Musik) frei durch den Raum mit selbstgewähltem Bewegungstempo. Auf ein Zeichen bei Musikstopp nennt der Übungsleiter das Merkmal, wonach die Teilnehmer sich in Gruppen zusammenfinden, z. B.

• Haarfarbe, Farbe der Sporthose, Farbe des T-Shirts, gleiche Schuhgröße o. Ä.

Rückengerechtes Absetzen und Aufnehmen (B, E)
Spielausgangslage:
Jeder Teilnehmer hat eine Gymnastikkeule und bewegt sich im selbstgewählten Bewegungstempo zur Musik frei im Raum. An beliebiger Stelle setzt er die Gymnastikkeule rückengerecht am Boden ab und nimmt danach eine beliebig freie Keule (rückengerecht) wieder auf. Linke und rechte Hand abwechseln!

Himmel-Wasser-Erde (etwas verändert) (B, S, G)
Voraussetzung: Die Teilnehmer kennen rückengerechtes Verhalten.
Spielausgangslage:
Im Raum werden Matten und Stühle/Hocker verteilt. Die Teilnehmer bewegen sich zur Musik frei im Raum. Auf den Übungsleiterruf „Himmel" gehen die Teilnehmer mit Armhochhalte auf Zehenspitzen, bei „Erde" setzen sich die Teilnehmer auf die Stühle/Hocker, bei „Wasser" legen sie sich auf den Boden.

Der schnellste Teilnehmer wird mit einem Bonuspunkt belohnt, es scheidet kein Teilnehmer aus.

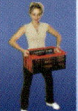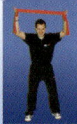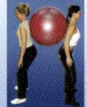

Reise nach Jerusalem (B, E, S)
Spielausgangslage:
Stühle stehen verteilt im Raum, so viele wie Teilnehmer minus 1 (10 Teilnehmer = 9 Stühle)! Die Teilnehmer bewegen sich zur Musik frei im Raum mit selbstbestimmtem Bewegungstempo. Bei Musikstopp versucht jeder Teilnehmer, einen Stuhl rückengerecht zu besetzen (rückengerechtes Hinsetzen und Aufstehen muss dem Teilnehmer bekannt sein). Der Teilnehmer ohne Stuhl bekommt einen Spielpunkt, es scheidet kein Teilnehmer aus!

Variante: Andere Bewegungsformen, wie Rückwärtsgehen u. Ä. zwischen den Musikstopps.

Rückengerechte Bewegungsarbeit mit Tüchern (B, G)
Jeder Teilnehmer geht mit einem Tuch durch den Raum. Bei Musikstopp wird erklärt, dass das Handgerät ein Staubtuch ist.

Was kann alles gewischt werden?
- *Der Hallenboden, die Hallenlinien.*
- *Geräte, die in der Halle stehen.*

Die Teilnehmer gehen zu zweit. Alles, was Partner A vorwischt, muss Partner B rückengerecht nachwischen. Bei Musikstopp wird das gewischt, was der Kursleiter benennt, z. B. Schuhe von Teilnehmern, der Rücken, die Hände, Geräte.

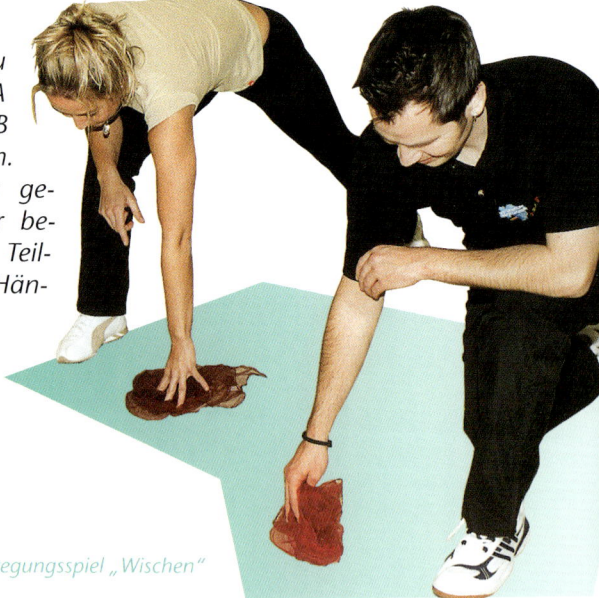

Bewegungsspiel „Wischen"

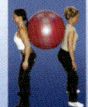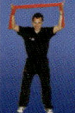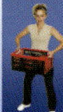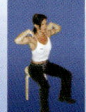

Variation:

Nach Angabe des Kursleiters stellt Partner A Gegenstände dar (z. B. ein Fenster, einen Stuhl, einen Tisch, ein Sofa usw.), die von Partner B rücken-gerecht gesäubert werden sollen.

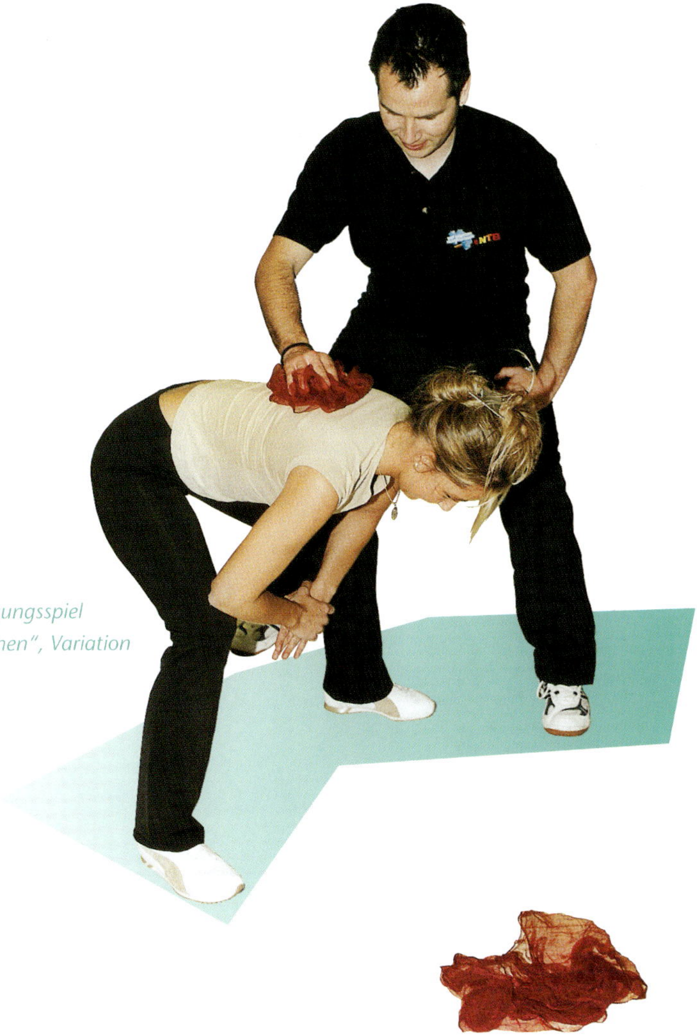

Bewegungsspiel „Wischen", Variation

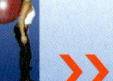

8.4.4   Bewegungsspiele mit dem Sitzball

Die Welle (B, E, G)
Die Teilnehmer stehen im Kreis und heben rückengerecht einen Sitzball vom Boden auf und führen ihn dicht am Körper bis über Kopfhöhe. Zunächst erfolgt dies in individuellem Tempo. Dann stellen sich alle in einem engen Kreis auf und heben die Bälle zeitgleich hoch, so dass sich alle Bälle oben berühren.

Als besondere Variante kann die Welle geprobt werden, bei der die einzelnen Teilnehmer ihren Ball leicht zeitversetzt anheben.

Der Preller (B, G, S)
Die Teilnehmer stehen sich zu zweit gegenüber und prellen beidhändig und mit Beinbeugung einen Sitzball so auf den Boden, dass er wieder hochspringt und der Partner diesen rückengerecht in Brusthöhe annehmen kann.

Variationen:
• Partner klatscht vor dem Fangen in die Hände.
• Zu viert, Wechsel über Kreuz.
• Stehkreis; Jeder zweite Teilnehmer hat einen Sitzball. Alle Bälle werden senkrecht geprellt und die Teilnehmer wechseln bei jedem Prellen eine Kreisposition weiter.

Der Heber (B, K)
Zu zweit werden zwei Gymnastikstäbe so an den Enden gefasst, dass die Stäbe parallel geführt werden können. Auf die Stäbe wird ein Sitzball gelegt und hin und her gerollt. Der Sitzball wird mit den Stäben ganz tief gesenkt und hoch gehoben (rückengerecht!). Die Stäbe werden auseinander geführt und der Sitzball auf den Boden geprellt, anschließend mit den Stäben wieder aufgenommen.

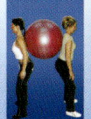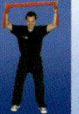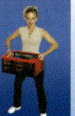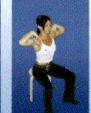

Bedeutung der Buchstaben

B = rückengerechtes Bewegungstraining
E = Erwärmung
G = gruppendynamische Spielform
K = kommunikative Spielform
S = Spielform mit Spaß

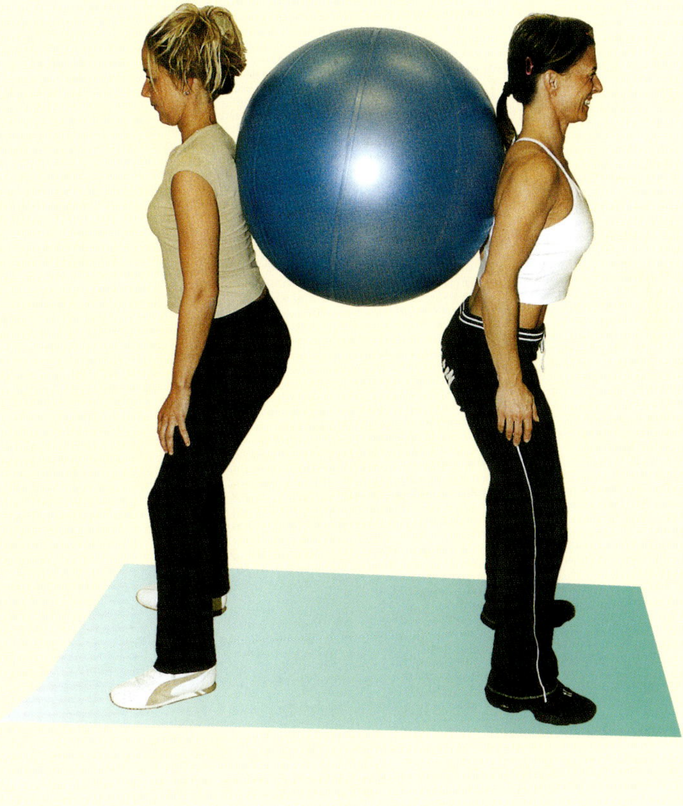

9   Entspannung

Entspannungstechniken können die körperlich-seelische Entspannung unterstützen und dadurch zur Reduzierung von Wirbelsäulenbeschwerden beitragen. Da jeder Mensch seine beste Entspannungstechnik selbst herausfinden muss, sollten verschiedene Entspannungsmöglichkeiten angeboten werden.

Neben einfachen Tast- und Massageübungen ohne bzw. mit Geräten (z. B. Bohnensäckchen, Gymnastikbälle, Stäbe, Tennisbälle) können auch Wahrnehmungsübungen („Reise durch den Körper") oder Fantasiegeschichten durchgeführt werden. Besondere Bedeutung haben die Methoden zur gezielten Muskelentspannung. Die allgemeine Reizüberflutung, Stressbelastungen und Fehlbelastungen des Bewegungsapparats können dazu führen, dass der Grundtonus der Skelettmuskulatur steigt. Diese Begleitumstände können Muskelverspannungen, neuromuskuläre Dysbalancen fördern und die Bewegungskoordination beeinträchtigen. Entspannungsmethoden helfen, durch eine Desensibilisierung der Muskelspindeln die Muskelspannung (Muskeltonus) zu senken.

Zeitaufwand und praxisgerechte Anwendbarkeit sind wichtige Aspekte bei der Auswahl eines Entspannungsverfahrens für den Vereinsbereich.

Die nachfolgend vorgestellten Entspannungsmethoden sind ohne Vorerfahrung schnell zu erlernen und in ihrer Durchführung recht einfach. Für die praktische Durchführung eines Entspannungsverfahrens ist es wichtig, eine ruhige und gelöste Atmosphäre zu schaffen. Wie entsprechende Übungsbedingungen zu schaffen sind, welche Schwierigkeiten beim Üben auftreten können und welche Entspannungslage man einnehmen kann, wird hier am Beispiel der „Reise durch den Körper" näher vorgestellt.

9.1   Die Vorbereitung von Entspannungssituationen

Entspannungsübungen erfordern vom Übenden Konzentration und Aufmerksamkeit. Ablenkende und störende Faktoren wie Geräusche, Licht, Kälte usw. sollten durch eine geeignete Raumwahl weit gehend ausgeschlossen werden. Geeignet ist deshalb ein ruhiger, leicht abgedunkelter und wohltemperierter Raum.

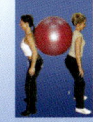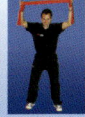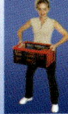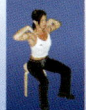

**Raum: Ruhig, wohltemperiert, abgedunkelt,
Isomatten, bequeme Kleidung**

Als Unterlage sind so große Matten zu verwenden, dass die einzelnen Teilnehmer bequem in entspannter Lage darauf Platz finden. Wichtig ist bequeme Kleidung, z. B. ein Jogginganzug, die nicht zu eng anliegt und ausreichend wärmt.

Schuhe, Brille und sonstige störenden Gegenstände sollten abgelegt werden. Eventuell warme Socken anziehen, eine Decke zum Wärmen auf den Körper legen.

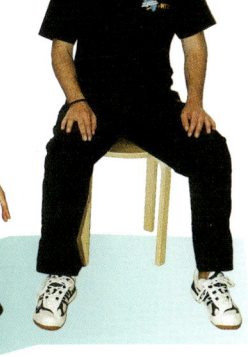

*Entspannungsposition
im Sitzen*

9.2   Übungsdauer und Übungszyklus

Die Dauer für eine Phase des Übens kann zwischen 10 und 20 Minuten betragen, je nach Entspannungszustand des Übenden. Entscheidend ist, dass der Übende sich während dieser Zeit voll auf das Üben konzentriert.

Entspannungslagen

Eine Muskulatur zu entspannen, setzt voraus, dass sie keine Stütz- und Haltearbeit zu leisten hat. Das wiederum bedeutet für die Entspannungslage, dass der Körper an möglichst vielen Stellen durch eine Auflagefläche unterstützt werden sollte.

Entspannung in Bauchlage

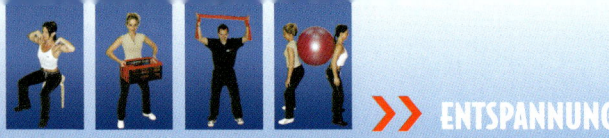

Die Rückenlage erfüllt dies am besten und ist die bevorzugte Entspannungshaltung. Die Arme liegen dabei leicht angewinkelt neben dem Körper, die Beine sind leicht geöffnet.

Durch Unterlagerung von HWS, LWS oder der Kniegelenke mit Kissen, Halbrollen, aufgerollten Decken oder Handtüchern kann die Liegeposition individuell angenehm gestaltet werden.

Auch im Sitzen kann entspannt werden. Dabei sollten die Füße in jedem Fall auf dem Boden stehen, die Schultern nicht durch zu hohe Armlehnen angehoben sein.

Rücken und Kopf sollten bequem durch den Stuhl unterstützt werden. Bei Direktmassage des Rückens wird in der Bauchlage entspannt, eventuell mit Unterlagerung.

Die Einstimmung
Nachdem eine angenehme Entspannnungslage gefunden wurde, ist es wichtig, eine ruhige und auf das Üben eingestimmte, innere Haltung zu erreichen. Der Kursleiter kann durch einen Standardtext die Einstimmung unterstützen.

Zurücknehmen
Die Entspannung soll bewusst durch das so genannte „Zurücknehmen" geschlossen werden. Die Teilnehmer besinnen sich wieder auf die gegenwärtige Realität und sollen sich körperlich aktivieren.

Durch das „Wecken" hat der Organismus die Möglichkeit, sich wieder auf seinen Normalzustand einzupendeln. Wenn die Entspannung wirksam war, ist nicht nur der Muskeltonus gesunken, sondern durch das damit verbundene Weitstellen der Blutgefäße auch der Blutdruck.

Das Zurücknehmen erfolgt durch körperliche Aktivitäten, z. B. Räkeln, Strecken und wie beim morgendlichen Erwachen durch langsames Drehen nach allen Seiten. Arme und Beine in Rückenlage zur Decke strecken, lockern, ausschütteln.

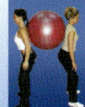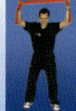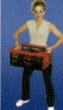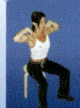

Bevor der Oberkörper aufgerichtet oder ganz aufgestanden wird, sollte intensiv die Muskulatur reaktiviert worden sein. Damit sich der Blutdruck aufbauen kann, sollte dem Teilnehmer ausreichend Zeit gegeben werden, um vom Sitz in den Stand zu kommen.

9.3   Entspannungskontrollen

Der Entspannungszustand der Muskulatur lässt sich ungefähr bestimmen, indem die Teilnehmer höchste Erregung auf der einen Seite, minimale Aktivität auf der anderen Seite als Maßstab heranziehen. Auch eine allgemein entspannte Lage und eine ruhige Atmung deuten auf eine gute Entspannungsfähigkeit hin.

Die Entspannung sollte grundsätzlich mit der Nachfrage enden, welches Empfinden die Teilnehmer unmittelbar nach der Entspannung haben. Stichwortartig sollte jeder Teilnehmer in zwei oder drei Worten äußern, wie er sich fühlt (z. B. müde, entspannt). Der Übungsleiter lässt die Äußerungen unkommentiert. Auf diese Weise wird allen bewusst, welche Gefühle durch die Entspannung entstanden sind.

Vor allem aber ist diese Rückmeldung für den Kursleiter wichtig, um sicherzustellen, dass die Teilnehmer angenehme Empfindungen erlebt haben. Sollte Gegenteiliges geäußert werden, hat der Übungsleiter die Möglichkeit, den Teilnehmer durch ein Gespräch (falls erwünscht) aufzufangen.

Eventuell ist für jemanden, der unangenehme Empfindungen bei einer bestimmten Entspannungstechnik hat, eine andere Form der Entspannung besser geeignet. Der Übungsleiter sollte dahingehend beraten.

‹‹

Beachte:
Entspannungsphasen sind nicht geeignet für Teilnehmer mit Neurosen und Psychosen. Auch Personen, die in psychotherapeutischer Behandlung sind, sollten nicht teilnehmen.

Informieren Sie die interessierten Teilnehmer entsprechend, damit Verein sowie Übungsleiter abgesichert sind.

9.4   Störungen beim Üben

Neben den äußeren Störungen kann es vorkommen, dass weitere Faktoren die Entspannung stören, z. B.

- *Verkrampfungen*

Es empfiehlt sich, die Spannung weniger intensiv und kürzer aufzubauen. Sollte eine Muskulatur trotz mehrmaligem Üben immer noch verspannt sein, sollte zur nächsten Muskelgruppe übergewechselt werden.

- *Muskelschmerzen*

Falls Schmerzen auftreten, wird die derzeitige Übungsausführung abgebrochen und zur nächsten Muskelgruppe gewechselt.

- *Husten, Niesen, Jucken u. Ä.*

Diese Reize sollten nicht unterdrückt werden, da sie sonst zu einer Tonussteigerung führen und die angestrebte allgemeine Entspannung verhindern.

- *Sich aufdrängende Gedanken*

Sind keine ernsthaften Probleme die Ursache für diese Gedanken, müssen sie nicht die Entspannung stören und verschwinden von selbst.

>>

Hinweis: Nicht an einem Gedanken haften bleiben; nicht versuchen, ihn weiterzudenken.

- *Einschlafen*

Kommt es wiederholt zum ungewollten Einschlafen, sollten die Entspannungspausen gegebenenfalls etwas gekürzt werden. Fragen Sie bei ihren Teilnehmern nach, ob die Entspannung kürzer sein sollte. Grundsätzlich kann man das Einschlafen zulassen, aber Schlafen ist keine Entspannung!

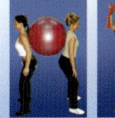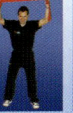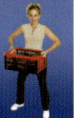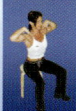

9.5 „Eine Reise durch den Körper"

Körpergefühl und Körperempfinden sind wesentliche Grundlagen des Gesundheitstrainings und der Wirbelsäulengymnastik. Wahrnehmung von Spannungs- und Entspannungszuständen, das Empfinden für schlechte Haltungen und unkoordinierte Bewegungen, das Hineinhorchen in unser Körperinneres und das Erfühlen aufkommender Krankheiten usw. sind nur einige Beispiele für die Körpererfahrung, die durchaus erlernt und geschult werden kann. Die „Reise durch den Körper" bietet hierzu eine weitere Möglichkeit.

Die „Reise durch den Körper" stellt ein passives Entspannungsverfahren dar, da nur durch konzentrative Hinwendung auf bestimmte Körperteile geübt wird. In erster Linie steht die Wahrnehmung von Spannungszuständen der Muskulatur im Vordergrund.

Erfahrungsgemäß ist diese Methode für Personen mit etwas Körpergefühl leicht und schnell zu erlernen und lässt den Übenden auch meist schon beim ersten Üben das Gefühl von Entspannung, Schwere und Wärme spüren.

Die Übung
Einzelne Körperpartien werden nacheinander angesprochen. Die Dauer der ganzen Übung beträgt etwa 10 Minuten. Den folgenden Text können Sie wieder langsam vorlesen lassen oder ihn selbst auf Band sprechen. Es ist selbstverständlich möglich, die Anzahl der Körperpartien oder Muskelgruppen zu verändern. Die Länge der Verweilzeiten bei den betreffenden Muskelgruppen kann der Übungsleiter selbst bestimmen, je nachdem, wie gut die Teilnehmer die entsprechenden Körperpartien entspannen können.

Hinweis zur Durchführung
Die Anweisungen werden mit ruhiger und langsamer Stimme vom Übungsleiter vorgetragen. Zwischen den einzelnen Anweisungen werden kurze Pausen eingehalten. Der Übende soll genug Zeit haben, Empfindungen zu registrieren und den eigenen Körper zu beobachten.

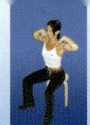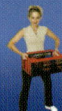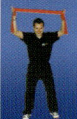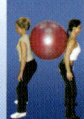

Übungstext:

„… Ich liege entspannt und ruhig auf dem Boden und schließe, wenn ich es möchte, meine Augen. Ich suche mir eine angenehme Lage, ich habe Zeit, mich ganz auf mich selbst zu konzentrieren und mich zu beobachten. Ich sammle meine Gedanken und lasse sie in den rechten Arm strömen. Ich konzentriere mich nun ganz auf meinen rechten Arm und meine rechte Hand. Ich fühle, an welchen Stellen mein rechter Arm und meine rechte Hand am Boden aufliegen und wie schwer sie dort aufliegen. Ich stelle mir vor, ich liege im Sand. Wo hinterlässt mein Arm die meisten Druckstellen? Mein rechter Arm liegt weiterhin ruhig am Boden, ich wandere mit meinen Gedanken zum linken Arm hinüber. Ich vergleiche den Zustand des rechten Arms mit dem Zustand des linken Arms. Spüre ich Unterschiede?

Ich verweile jetzt ganz bei meinem Arm. Ich fühle, an welchen Stellen mein linker Arm und meine linke Hand am Boden aufliegen und wie schwer sie dort aufliegen. Ich stelle mir vor, ich liege im Sand. Wo hinterlässt der Arm die meisten Druckstellen? Ich vergleiche nun den Zustand beider Arme mit dem Zustand vorher. Stelle ich Unterschiede fest?

Ich sammle meine Gedanken und wandere bis zur Körpermitte hinunter. Ich richte meine ganze Aufmerksamkeit darauf. Fühle ich, an welchen Stellen meine Schultern, der Rücken, das Gesäß, am Boden aufliegen und wie schwer sie dort aufliegen? Spüre ich, wie sich mein Bauch durch das Atmen langsam hebt und senkt, der Atem langsam hineinfließt und wieder herausströmt? Ich lasse meine Gedanken jetzt weiterströmen in mein rechtes Bein, in meinen rechten Fuß. Ich konzentriere mich ganz darauf und erfühle, an welchen Stellen das Bein und der Fuß am Boden aufliegen und wie schwer sie dort aufliegen. Ich stelle mir wieder vor, ich liege am Sandstrand.

Wo und wie tief lässt sich mein Bein in den Sand hineindrücken? Während mein rechtes Bein noch am Boden liegt, wandere ich mit meinen Gedanken weiter zu meinem linken Bein. Ich vergleiche den Zustand des rechten Beins mit dem Zustand des linken Beins. Stelle ich Unterschiede fest? Ich verweile nun ganz bei meinem linken Bein und meinem linken Fuß. Ich fühle, an welchen Stellen mein Bein am Boden aufliegt. Wo liegt es am schwersten auf und würde die tiefsten Druckstellen hinterlassen? Ich vergleiche nun den Zustand beider Beine mit dem Zustand vorher. Fühlen sich die Beine leichter oder schwerer an, sind sie entspannter?

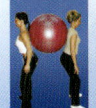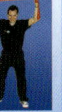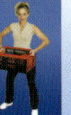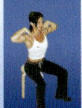

Ich wandere nochmals durch meinen ganzen Körper und fühle die Stellen, an denen mein Körper am Boden aufliegt. Ich nehme wieder das Bild mit dem Sandstrand zu Hilfe, auf dem mein Körper Spuren hinterlässt. Ich vergleiche den Zustand meines Körpers mit dem Zustand vor dem Üben. Fühle ich mich entspannter, leichter oder schwerer? Ich beobachte meine Empfindungen. Räkele und strecke mich nun und drehe mich wie beim morgendlichen Erwachen langsam nach rechts und links.

Ich reibe mir die Augen, öffne sie langsam und genieße den wohligen Zustand ..."

Fantasiereise

Wer erinnert sich nicht gern zurück an die Zeit seiner Kindheit, als wir glücklich waren, wenn unsere Mutter, unser Vater oder eine sonstige vertraute Person uns zum Einschlafen noch eine Gute-Nacht-Geschichte erzählt hat. Auch das Hören von Märchenschallplatten geht in dieselbe Richtung. Geschichten regen die Fantasie an, lassen uns träumen und für einige Zeit in die Welt der Feen, Hexen, Prinzen, Zauberer usw. entfliehen. Sie lassen uns aber auch erleben, mitfühlen und ermöglichen es, negativen und positiven Empfindungen freien Lauf zu lassen. Es sind letztendlich ja nur Geschichten. Geschichten können erregen, aber auch beruhigen, z. B. wenn schöne Bilder an angenehme Stunden aus der Vergangenheit erinnern.

Da man um diese Erfahrungen weiß, werden Fantasiegeschichten und Bildvorstellungen gezielt und systematisch in der Entspannung eingesetzt. Aber auch im Kurs können die Geschichten in einfacher Form verwandt werden. Sie brauchen als Kursleiter nur mit betont langsamer, ruhiger Stimme vorzulesen. Das ist sehr wichtig, damit die Teilnehmer genug Zeit haben, sich die Bilder vorzustellen und die Spannung nachzuempfinden.

Die Übung

Das folgende Beispiel wurde dem Buch von Else Müller „*Du spürst unter deinen Füßen das Gras*" (2000, S. 37) entnommen und erinnert vielleicht an einige schöne Stunden aus dem letzten Sommerurlaub.

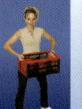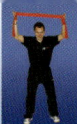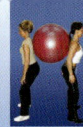

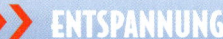
Sandstrand

Ich liege an einem Strand –
liege im weichen, zarten Sand –
ich fühle mit meinem Körper diesen weichen,
warmen Sand –
an meiner Haut, er ist so weich und warm –

die Sonne scheint –
es ist ein schöner Sommertag –
ich spüre die Wärme auf meiner Haut –
auf meinem Körper, überall –
es ist ein wohliges Gefühl, diese Wärme zu spüren –
die Wärme zieht durch meinen ganzen Körper –
Ruhe durchströmt mich –

ich höre das Meer, sein ruhiges, gleichmäßiges Rauschen –
die Wellen gehen auf und ab –
ich spüre meinen Atem, ruhig und gleichmäßig –
ein und aus – ein und aus
der Atem passt sich den Wellen an –
ruhig und gleichmäßig – ein und aus – ein und aus
ruhig geht dein Atem – den Wellen gleich –
ich bin schwer, warm, ruhig und entspannt –
ein leichter Wind weht über meine Stirn –
ich fühle mich wohl –
ich bin ganz ruhig und entspannt.

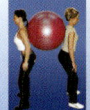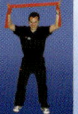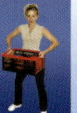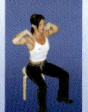

9.6 Partnerübungen zur Entspannung

Die Klopfmassage

Diese Übung eignet sich besonders in der Partnerform. Allerdings sollten sich die Partner kennen und vertrauen. Partner A legt sich bäuchlings auf den Boden, die Arme leicht nach oben abgewinkelt. Er sucht sich eine bequeme Position, schließt die Augen und versucht, sich vollkommen zu entspannen. Partner B hat nun die Aufgabe, die Muskulatur mit seinen Fingerknöchelchen oder -kuppen abzuklopfen. Die Stärke des Klopfens wird mit dem Partner vereinbart.

Partner A beginnt mit dem Klopfen am rechten Fuß. Der Weg führt über die Waden- und Oberschenkelmuskulatur zum Gesäß, danach über den rechten Teil des Rückens zur rechten Schultermuskulatur, zum rechten Oberarm und anschließend zum Unterarm.

Danach wird zur linken Seite gewechselt und vom linken Unterarm abwärts bis zum linken Fuß geklopft. Der Weg ist dabei umgekehrt wie auf der rechten Seite. Der klopfende Partner achtet darauf, dass er im Oberkörper eine weit gehend aufrechte Haltung einnimmt.

Durch einen kleinen Übungszusatz wird der Klopfende auch in seinem Zeitgefühl geschult. Der Klopfende hat nur eine bestimmte Zeit, z. B. drei Minuten, zur Verfügung, um den Körper des Partners zu bearbeiten. Er sollte nicht vorher, aber auch nicht später fertig sein. Dabei darf keine Uhr als Kontrolle benutzt werden, d. h., rein das Zeitgefühl entscheidet über das Ende. Ein gleichmäßiges, dosiertes Klopfen wird vom Liegenden auch als am angenehmsten empfunden.

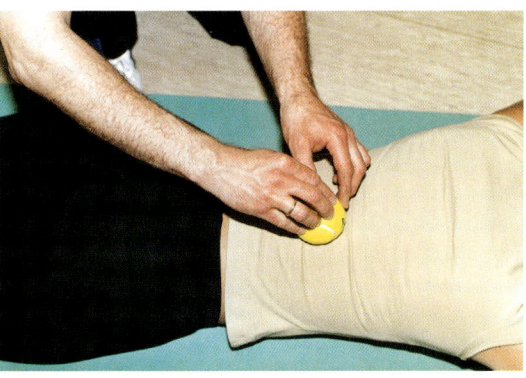

Tennisball-massage

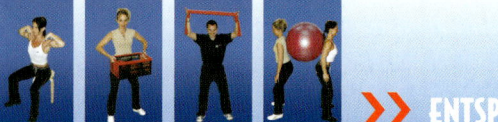

Das bedeutet, dass nicht in eine andere Richtung gearbeitet werden darf, wenn man zu schnell war. Wichtig ist es also, Weg und Zeit richtig einzuteilen.

Als kleine Variante und zur Abwechslung kann auch ein Tennisball oder ein Holzstäbchen benutzt werden, um damit die Muskulatur oder nur den Rücken des liegenden Partners zu bearbeiten.

Bei Krampfadern sollten die Beine nicht massiert werden, sondern erst ab dem Gesäß begonnen werden.

9.7   Igelball- oder Tennisballmassage

Fußmassage

Stellen Sie sich ohne Schuhe – am besten barfuß – hin oder setzen Sie sich aktiv-aufrecht auf einen Stuhl. Rollen Sie mit der Fußsohle über den am Boden liegenden Igel-/Tennisball. Beginnen Sie mit leichtem Druck und kleinen, ruhigen, kreisenden Bewegungen. Verstärken Sie den Druck, so weit es Ihnen angenehm ist. Massieren Sie abschließend vom Zehenballen zur Ferse hin.

Selbstmassage

a) Rollen Sie im Sitzen den Igelball mit einer Hand in kleinen, kreisenden Bewegungen unter leichtem Druck über die Muskeln der Arme und Beine.

b) Stellen Sie sich mit dem Rücken so dicht vor eine (ebene) Wand, dass Sie im Zwischenraum den Igel-/Tennisball festklemmen. Durch kleine, ruhige Körperbewegungen rollen Sie den Igel-/Tennisball über die Rücken- und Gesäßmuskeln. Den Druck wählen Sie so, dass Sie ein angenehmes Massagegefühl empfinden. Steuern Sie die Bewegungen des Körpers zur Positionsveränderung des Massageballs aus den Beinen heraus und bleiben Sie im Oberkörper aufrecht.

Partnermassage

Ein Partner liegt entspannt auf dem Bauch. Besprechen Sie eingangs die Stärke des Drucks und die zu massierenden Körperregionen.

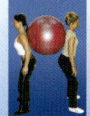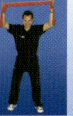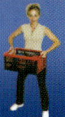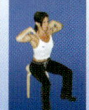

Rollen Sie den Massageball mit kleinen, kreisenden, ruhigen Bewegungen über die Muskelpartien der vereinbarten Regionen (Rücken, Nacken, Arme, Gesäß, Beine).

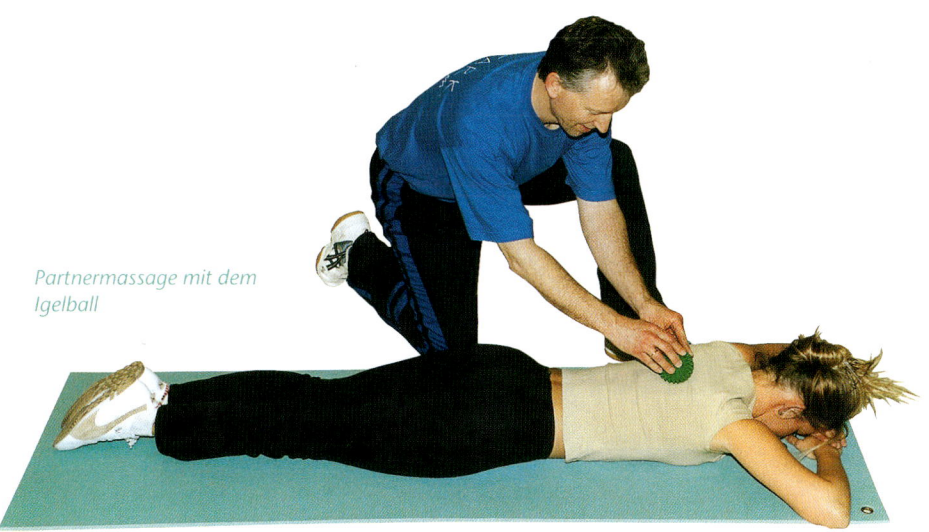

Partnermassage mit dem Igelball

Beachte: Nur die Muskeln, nicht die Knochen massieren!
Den Bereich der Nieren am Rücken auf Grund der Druckempfindlichkeit beim Massieren aussparen!

10   Kursorganisation

10.1   Räumlichkeit

Bei 15 Teilnehmern wird eine Hallengröße von ca. 8 x 16 m, mindestens 80 qm benötigt. In der Regel reicht ein kleiner, atmosphärisch ansprechender Gymnastikraum o. Ä.
Auswahlkriterien sind:
- Gute Schallisolierung bzw. ruhige Lage.
- Behagliche Wandbekleidung.
- Warmer Bodenbelag.

Da die Bewegungsintensität in der Regel nicht sehr hoch ist, sollte eine ausreichende Lufttemperatur von etwa 20° C vorhanden sein. Zugluft ist zu vermeiden.

Ungeeignet sind abgetrennte Teilbereiche von Mehrfachsporthallen, in denen parallel andere, lärmerzeugende Sportangebote stattfinden.

10.2   Geräte

Grundausstattung
- Gymnastik- bzw. Isomatten.
- Musikanlage.

Wirbelsäulengymnastikspezifische Geräte
- Hocker, Pezzibälle, Keilkissen, Nacken-/Halbrollen.
- Gymnastikstäbe, Zeitlupenbälle, Tennis-/Igelbälle.
- Informationsmaterial für Teilnehmer.

Für die Hockergymnastik und das rückengerechte Bewegungstraining im Sitzen ist der Einsatz stapelbarer Hocker sehr sinnvoll. Auch Pezzibälle sind dafür besonders geeignet. Neben der Vermittlung des dynamischen Sitzens können mit den Pezzibällen sehr wirksame Kräftigungsübungen (vgl. Hillebrecht/Jordan: Gymnastik mit dem Pezziball, 1996) durchgeführt werden. Allerdings ist ihre Lagerung problematisch, da sie sehr viel Raum in Anspruch nehmen.

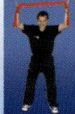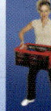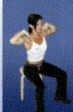

Materialien, die Motivation bewirken und Variation ermöglichen
Zeitlupenbälle, verschiedene andere Ballarten, Schaumstoffteile, Tücher, Theraband (der Einsatz dieses Materials setzt umfassende Kenntnisse mit dem Material und der spezifischen Trainingsdurchführung voraus!), Alltagsmaterialien (Zeitungen, Papprollen, Joghurtbecher, Tischtennisbälle, Bierdeckel u. Ä.).

Überprüfen Sie anhand der Checkliste, welche Geräte bzw. Materialien bereits vorhanden sind und welche Sie benötigen, um mit einer Wirbelsäulengymnastik zu starten.

Checkliste für Materialien und Geräte

- ☐ Gymnastik- oder Isomatten
- ☐ Hocker bzw. Sitzbälle
- ☐ Keilkissen und Nackenrollen
- ☐ Kleine Kästen
- ☐ Therabänder in Stärke leicht/mittel
- ☐ Gymnastikstäbe
- ☐ Zeitlupenbälle
- ☐ Tennisbälle, Igelbälle
- ☐ Musikanlage
- ☐ Informationsmaterial für Teilnehmer, eventuell in Plakatgröße

Neben den schon erwähnten Geräten sollten Posterplakate der Übungen, die selbsttätig durchgeführt werden sollen, vorliegen. Das „Übungsprogramm für zu Hause" sollte den Teilnehmern schriftlich mitgegeben werden.

10.3 Eingangsbefragung/Teilnahmevoraussetzungen

Zu Beginn eines Programms „Vorbeugende Wirbelsäulengymnastik" ist durch eine Eingangsbefragung der Teilnehmer festzustellen, ob Erkrankungen im Bereich der Wirbelsäule vorhanden sind bzw. ob akute Beschwerden oder Schmerzen auftreten. Im Bedarfsfall sollte ein ärztliches Attest bzw. eine Selbsterklärung der Teilnehmer vorliegen. Entsprechende Formulare sind auf S. 126 zu finden.

Vor dem Start ist eine Informations- und Beratungsaktion empfehlenswert, an der nach Möglichkeit auch ein Arzt oder Sportphysiotherapeut teilnehmen sollte, um spezielle Fragen zu beantworten. Dies betrifft insbesondere die Festlegung von Kontraindikationen, d. h. die Beantwortung der Frage, wann ein Teilnehmer an der vorbeugenden Wirbelsäulengymnastik aus medizinischer Sicht nicht teilnehmen sollte.

Günstig ist es, wenn bereits vorher eine Vorbeugende Rückenschule besucht worden ist, sodass die Teilnehmer über ein grundlegendes Verständnis der Wirbelsäulenproblematik verfügen. Auch dies sollte in der Eingangsbefragung geklärt und vom Übungsleiter berücksichtigt werden.

Im Unterschied zum Fitnesstraining werden am Programm „Vorbeugende Wirbelsäulengymnastik" eher körperlich gering belastbare Personen, z. T. auch mit negativ besetzten Sporterfahrungswerten teilnehmen wollen. Es ist deshalb herauszustellen, dass das Programm der Primärprävention zugeordnet ist, d. h., Teilnehmer mit Risikofaktoren und Vorschädigungen dürfen ausdrücklich nicht an diesem Programm teilnehmen. Dies ist zu Kursbeginn sicherzustellen (s. o. „Eingangsbefragung").

Falls trotzdem Beschwerden vor, während oder nach dem Übungsprogramm auftreten, hat der betroffene Teilnehmer seinen Arzt aufzusuchen und sich beraten zu lassen, ob eine weitere Teilnahme ärztlicherseits befürwortet wird. Bei derartigen Zweifelsfällen sollte der Teilnehmer eine „Sporttauglichkeitserklärung" des Arztes vorlegen. Auf Grund der Verantwortung für die richtige Bewegungsbelastung kann der Übungsleiter im Zweifelsfall die Teilnahme von Interessierten ablehnen.

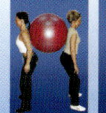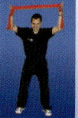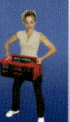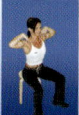

Ausschlusskriterien

Gegen die Teilnahme an der vorbeugenden Wirbelsäulengymnastik sprechen folgende Erkrankungen:

- Angeborene und erworbene Herzfehler/Herzschäden.

- Herzrhythmusstörungen, die durch Belastung ausgelöst oder intensiviert werden.

- Ein unbehandelter, erhöhter Blutdruck (> 160/90 mmHg).

- Eine unbehandelte Schilddrüsenüberfunktion.

- Schwere chronische oder dekompensierte Leber- und Nierenschäden.

- Lungenerkrankungen.

- Akute und chronische orthopädische Beschwerdebilder bzw. degenerative Erkrankungen des Stütz- und Bewegungsapparats (Bandscheiben- und Knorpeldegeneration).

- Akute Schmerz- und Entzündungszustände.

- Schwere Herz-Kreislauf-Schwäche, Angina pectoris bei Belastung.

- Tumore.

- Schwere Osteoporose.

- Akute Rückenschmerzen, die in ein Bein ausstrahlen und sich beim Husten oder Niesen verstärken.

- Gefühlsstörungen, Taubheitsgefühle oder Kribbeln im Bein oder im Arm sowie Störungen der Muskelfunktion.

- Heftige Erschütterungsschmerzen der Wirbelsäule.

- Operationen im Bereich des Hüft- und Kniegelenks, insbesondere bei künstlichen Gelenken.

- Bandscheibenoperationen.

> **Fazit:** An der vorbeugenden Wirbelsäulengymnastik dürfen nur gesunde und beschwerdefreie Personen teilnehmen! <<

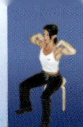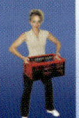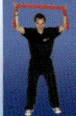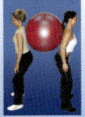

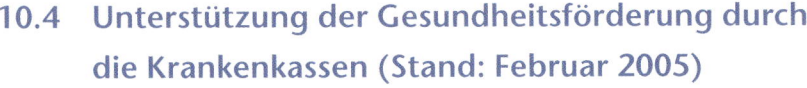
10.4 Unterstützung der Gesundheitsförderung durch die Krankenkassen (Stand: Februar 2005)

Seit der Gesundheitsreform zum 1.1.2000 ist es für gesetzliche Krankenkassen wieder möglich, Gesundheitsförderung zu bezuschussen oder direkt selbst anzubieten. Seit 2001 sind auch Kursangebote im Sportverein, die Übungsleiter durchführen, unter bestimmten Bedingungen bezuschussungsfähig.

Diese Kriterien sind im so genannten *Handlungsleitfaden* der Spitzenverbände der Krankenkassen für alle gesetzlichen Krankenkassen festgeschrieben. Im Vordergrund steht dabei das Bemühen, den Versicherten einen Anreiz für eine gesundheitsbewusstere Lebensführung zu bieten.

Den Spitzenverbänden der Krankenkassen (SpiKK) wurde zur Qualitätssicherung die Auflage gemacht, einen gemeinsamen Richtlinienkatalog förderungswürdiger präventiver Angebote zu erstellen. Nach dem SpiKK-Handlungsleitfaden sind Kursangebote in Sportvereinen, die mit dem Qualitätssiegel DSB „Sport pro Gesundheit"/„Pluspunkt Gesundheit.DTB" zertifiziert sind und die dazu die Qualitätskriterien des Handlungsleitfadens im Handlungsfeld Bewegungsgewohnheiten erfüllen, bezuschussungsfähig.

In der aktualisierten Fassung des Handlungsleitfadens vom 12.9.2003 ist festgelegt, dass für die Kassenbezuschussungsfähigkeit entsprechender Kurskonzepte sowohl Kursleiter- als auch Teilnehmerunterlagen vorzuliegen haben und dass die Kursleiter eine Einweisung in das Programm erhalten haben.

Die Anbieter müssen im Bewegungsbereich beruflich qualifiziert sein, wie z. B. Sportwissenschaftler, Krankengymnasten/Physiotherapeuten, Sport- und Gymnastiklehrer. Der Übungsleiter ist nur für das Präventionsprinzip „Reduzierung von Bewegungsmangel durch gesundheitssportliche Aktivität" zugelassen und muss die 2. Lizensstufe Prävention haben.

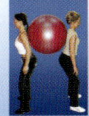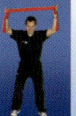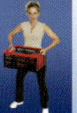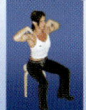

Bonusprogramme der Krankenkassen

Während der Bereich der Prävention durch den *Handlungsleitfaden* der SpiKK qualitätsgesichert für alle Krankenkassen festgelegt ist, können die Krankenkassen seit dem 1.1.2004 ihr Bonusprogramm – im Rahmen der gesetzlichen Vorgabe – frei gestalten.

Daher unterscheiden sich die Bonusprogramme hinsichtlich der zu bonifizierenden Maßnahmen, der Art der Dokumentation bzw. des Nachweises (Bonusheft, Nachweis), der Bewertung (Punktehöhe) und der Art der Prämierung (Geld-/Sachleistung).

Viele Kassen bonifizieren die erstattungsfähigen Gesundheitskursmaßnahmen gemäß § 20 SGB V oder auch die Mitgliedschaft im Sportverein bzw. Fitnessstudio und teilweise auch das Ablegen des Sportabzeichens.

Die Bonusprogramme unterliegen der Kontrolle der Aufsichtsbehörden der Krankenkassen und werden entsprechend angepasst, aktualisiert und weiterentwickelt.

Kursbezuschussung und Bonuspunkte für die Teilnahme an den Vereinsgesundheitskursen

Evaluierte, bundesweit von den Krankenkassen anerkannte Programme, wie beispielsweise die Vereinskurskonzepte „Cardio-Fit," „Nordic-Fit" und „Rücken-Fit" (Kursprogramm präventive Wirbelsäulengymnastik im Turn -und Sportverein) erfüllen die Qualitätsanforderungen der Gesundheitsförderung gemäß § 20 SGB V in Verbindung mit dem *Handlungsleitfaden* der SpiKK und können neben der Kursbezuschussung von den Kassen, die Gesundheitsförderungskurse bonifizieren, für deren Bonusprogramm anerkannt werden.

Der Verband der Angestellten-Krankenkassen (VdaK) hat zusammen mit dem Arbeiter-Ersatzkassen-Verband (AEV) die Vereinskurskonzepte als standardisierte Gesundheitssportprogramme für die Bezuschussung anerkannt!

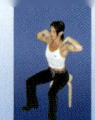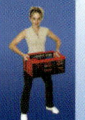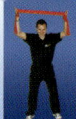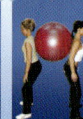 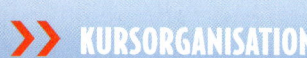
10.5   Hinweise zur Programmdurchführung

Teilnehmerorientierte Durchführung

Änderungen im Programmablauf sind sicherlich sinnvoll, wenn die Gruppe oder äußere Bedingungen dies erfordern. Das betrifft vor allem den Umfang des funktionellen Hauptteils, die Kraftübungen, den Musikeinsatz und die Tests/Befindlichkeitsbefragung. Darüber hinaus können im funktionellen Hauptteil weitere Handgeräte (z. B. Bälle, Schaumstoffteile, Tücher) eingesetzt werden.

Vielseitigkeit des Programms

Die Vielseitigkeit des Programms ist durchgängiges Prinzip, wobei unterschiedliche Schwerpunkte innerhalb der einzelnen Kurse (Schwerpunkt: Rückenschule – Körperwahrnehmung – Entspannung oder Schwerpunkt: Erwärmung – funktionelles Training – Bewegungsspiele) möglich sind.

Musikeinsatz

Musik kann in der Erwärmung und/oder zum Entspannen gut eingesetzt werden. Musikauswahl und Lautstärke sind auf die Teilnehmer abgestimmt.

Problematisch ist der Musikeinsatz im Bereich des funktionellen Hauptteils.

Die Übungsaussage darf nicht durch störende Hintergrundmusik beeinträchtigt werden. In Phasen der Informationsvermittlung ist der Einsatz von Musik nicht geeignet.

Gesundheitsinformation

Die Gesundheitsinformation sollte die Dauer von 5-10 Minuten nicht überschreiten und zum Thema der Stunde passen.

Ein „Übungsprogramm für zu Hause" sollte im Verlauf des Kurses erarbeitet werden. Hierfür sind kurze Phasen des eigenständigen Übens im Programm einzubauen und diese ab etwa der 6. Stunde zu einem kleinen Kurzprogramm auszubauen. Ein Informationszettel mit den wichtigsten Übungen und Hinweisen rundet die Kursinhalte ab.

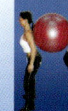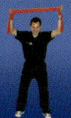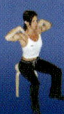

10.6 Hinweise zur Struktur von Bewegungsangeboten im Verein

Wenn ein Verein plant, Bewegungsangebote in Kursform anzubieten, sollte die Planung auch die Vernetzung der Kursangebote mit den (meist) bestehenden Langzeitangeboten beinhalten. Fast die Hälfte der Teilnehmer hat den Wunsch, im Anschluss an einen Kurs als Vereinsmitglied weiter zu trainieren. Darüber hinaus ergibt sich im Einzelfall, dass das Kursangebot eventuell auf Grund der Belastungshöhe nicht geeignet ist. Hier sind Alternativen für Interessierte notwendig.

Informationsabende sollten angeboten werden, um die Bedürfnisse der Interessierten zu erfahren und um die weiterführenden Möglichkeiten innerhalb der Bewegungsangebote aufzuzeigen. Ist kein geeignetes Langzeitangebot verfügbar, sind gerade im Bereich der „Vorbeugenden Wirbelsäulengymnastik" entsprechende Aufbaukurse einzurichten.

Sinnvolle Anschlussangebote können daher sein:

- Durchführung eines Aufbaukurses, z. B.:
    Aufbaukurs Rückentraining.
    Aufbautraining Wirbelsäule.
    Bewegung und Ernährung.
    Entspannungstraining/Tai-Chi o. Ä.

- Überleitung in ein bestehendes Langzeitangebot, das inhaltlich den Anforderungen der Kursteilnehmer entspricht (Rückengymnastik, Funktionstraining, Wassergymnastik).

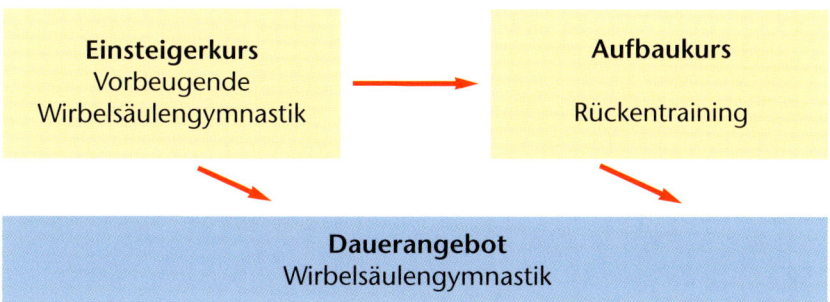

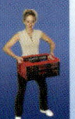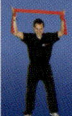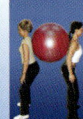

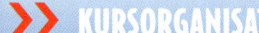
Es wird empfohlen, Kurs- und Dauerangebot zeitlich nacheinander und am gleichen Standort anzubieten, um den Wechsel vom Kurs zum Dauerangebot im Verein zu erleichtern. Sinnvoll ist auch, wenn der Übungsleiter das gesamte Angebotspaket leitet, da dies den Teilnehmern den Wechsel erleichtert.

Die Kursangebote können bei je 10 Stunden und ferienbedingten Pausen zwischen den einzelnen Kursblöcken 3 x pro Jahr in der gleichen Hallenzeit durchgeführt werden. Durch die wiederkehrende Darstellung der Kursangebote in der Öffentlichkeit präsentiert sich der Verein als aktueller und qualitativ hochwertiger Anbieter von gesundheitsorientiertem Sport.

Das Übungsprogramm für einen Verein mittlerer Größe (über 600 Mitglieder) und einem Einzugsgebiet von etwa 5.000 Einwohnern im Umkreis von fünf Kilometern kann im Bereich Wirbelsäulengymnastik wie in der unten stehenden Tabelle aussehen.

Für Risiko- und Rehabilitationssportteilnehmer, die an der vorbeugenden Wirbelsäulengymnastik nicht teilnehmen können, sollte ein Alternativangebot (ambulantes Funktionstraining, Wirbelsäulensport o. Ä.) im Verein existieren bzw. an andere Anbieter verwiesen werden können.

Hallenzeit	Frühjahr März-Mai		Herbst Sept.-Nov.	Winter Jan.-März
Montags 10.00-11.30	Einsteigerkurs „Den Rücken in Schwung bringen"		Einsteigerkurs „Gutes für den Rücken"	Aufbaukurs „Wirbelsäulen-training"
Montags 18.00-19.30	Einsteigerkurs „Schongymnastik"		Einsteigerkurs „Gutes für den Rücken"	Aufbaukurs „Wirbelsäulen-training"
Montags 19.30-21.00	Dauerangebot „Vorbeugende Wirbelsäulengymnastik für Damen und Herren"			
Mittwochs 18.00-19.30	Dauerangebot „Schongymnastik"			

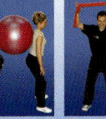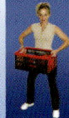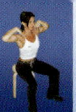

Andere Anbieter können sein:	• Behindertensportgemeinschaft
	• Selbsthilfegruppen
	• Kneippverein
	• Gesundheitsstudios.

Nähere Hinweise bezüglich einer Beratung und Gruppengründung geben die Landesturnverbände über ihre Geschäftsstellen.

Zeitrahmen für den Kurs

Die Kurseinheit umfasst in der Regel 60 Minuten. Um den Ansprüchen der Vielseitigkeit gerecht zu werden und angemessene Zeit für die verschiedenen Inhalte zu haben, sind Einheiten von 90 Minuten Länge erforderlich.

Nachfolgegruppen sollten die Schlussphase der Kurseinheit nicht stören, da insbesondere bei Entspannungsphasen eine ruhige Atmosphäre notwendig ist. Eventuell sind 10 Minuten Übergangspause einzuplanen, um eine ruhige, ungestörte Durchführung bis zum Ende der Kurseinheit zu gewährleisten.

Die übliche Angebotszeit liegt wochentags im Zeitraum 19.00-22.00 Uhr. Bei entsprechender Zielgruppenwerbung (Hausfrauen, Senioren) sind auch vormittags, z. B. 10.00-11.30 Uhr, Kursangebote durchführbar.

Jahreszeitlich ergeben sich günstige Kursphasen von Februar bis April und von November bis Januar.

10.7 Werbung

Der Verein sollte sich in der Planungsphase des Angebots überlegen, welchen Teilnehmerkreis er ansprechen will. Zur Rekrutierung passiver Vereinsmitglieder ist es ausreichend, vereinsintern (Mundpropaganda, Werbezettel in vorhandenen Gruppen, Vereinsinformation) zu werben. Im Hinblick auf die Gewinnung neuer Vereinsmitglieder ist die vereinsexterne Werbung wirksamer. Schon bei mäßiger Standardwerbung (Pressemitteilung in regionaler Tageszeitung oder Anzeigenblatt, Plaka-

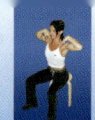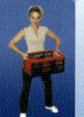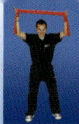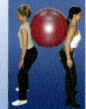
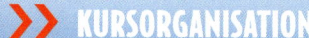
te, Handzettel, Vereinsinformationsschrift) für den Kurs „Vorbeugende Wirbelsäulengymnastik" ist es möglich, zahlreiche Nichtvereinsmitglieder zu werben.

Neben der Standardwerbung können die Informationswege weiterer Partner (Krankenkassen) genutzt werden.

Art der Werbung	Ort der Werbung	Zielgruppe
Mund-zu-Mund-Werbung	Intern im Verein	Persönliche Bekannte, passive Mitglieder
Handzettel in Gruppen	Intern im Verein	Passive Mitglieder
Lokalpresse	Öffentlichkeit	Nichtvereinsmitglieder
Vereinsinformation	Intern im Verein	Passive Mitglieder
Plakat	Öffentlichkeit	Nichtvereinsmitglieder
Krankenkassen-broschüre	Versicherte, Partner	Nichtvereinsmitglieder

Der Titel des Angebots sollte überlegt ausgewählt werden. Die Benennung „Vorbeugende Wirbelsäulengymnastik" spricht erfahrungsgemäß neben gesunden Teilnehmern auch Personen mit phasenweise vorhandenen Beschwerdebildern an. Um eindeutig die primärpräventive Zielgruppe zu erreichen, sind Titel wie „Rückentraining", „Rückengymnastik" oder „Gutes für den Rücken" empfehlenswert.

Auf jeden Fall sollte ein Informationsabend zur Abklärung der vorhandenen Erwartungen und zwecks Beratung vor Kursbeginn durchgeführt werden.

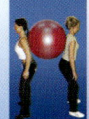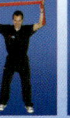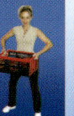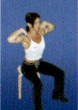

10.8 Partner und Kooperationen

Für das Kursprogramm „Vorbeugende Wirbelsäulengymnastik" ist die Zusammenarbeit mit den Krankenkassen sinnvoll. Sie können ihre Versicherten informieren. Darüber hinaus können oft Informationsmaterial (Übungsposter usw.) von den Krankenkassen zur Verfügung gestellt werden.

Auf Grund der aktuellen gesundheitspolitischen Entwicklung um den § 20 SGB V ist ab 2002 mit einem verstärkten Interesse von Krankenkassen und deren Versicherten an wirbelsäulenspezifischen Kursangeboten wie „Wirbelsäulengymnastik" oder „Rücken-Fit" zu rechnen. Es ist für Vereine sinnvoll, hier selbst für Krankenkassen Bewegungsangebote anzubieten oder den Kontakt zu Krankenkassen, die eigene Bewegungsangebote aufbauen, zu vertiefen, um Interessierte in die Langzeitangebote des Vereins zu integrieren.

Eine gezielte Werbung kann durch Auslage von Informationszetteln bei Ärzten, Physiotherapeuten und Gemeindeverwaltungen erfolgen. Insbesondere Ärzte und Physiotherapeuten sollten in einem persönlichen Gespräch auf das sinnvolle, ergänzende Vorbeugungsangebot des Vereins hingewiesen werden.

10.9 Finanzierung und Kalkulation

Die Kostenkalkulation für ein Kursangebot sollte folgende Faktoren berücksichtigen:

Kursleiterentschädigung (eventuell in Abhängigkeit von der Qualifikation, z. B. Sportphysiotherapeuten!).
Raumbezogene Kosten (Abschreibung/Miete, Reinigung, Wasser, Heizung, Strom).
Verwaltungskosten (Sach- und Personalkosten für Mitgliederverwaltung, Schriftwechsel, Teilnehmerlistenführung usw.).
Anteilige **Vereinsumlage** zur Finanzierung anderer Aufgaben des Vereins (z. B. Aufbau weiterer Angebote im Gesundheitssport).

Neuanschaffungen, **Materialien/Geräte** (zu 20 % der Anschaffungskosten einbeziehen, da die Ausgaben auf weitere Kurse und Angebote umgelegt werden können).

Kosten für **Öffentlichkeitsarbeit**.

Kosten für **Versicherung** von Nichtvereinsmitgliedern.

Die Kurskostenkalkulation sollte kostendeckend durchgeführt werden, sodass eine wirtschaftliche Kursgebührenermittlung erfolgt. Berücksichtigen Sie, dass sich die Kursgebühr an ortsüblichen Gebühren anderer Anbieter (Krankengymnastikpraxen, Volkshochschule, Fitnessstudios usw.) orientiert (in der Regel 30,00 € bis 75,00 € für einen 10-Stunden-Kurs).

Die kostendeckende Kursgebühr ist eine Durchschnittsgröße: Sie sollte sich für Vereinsmitglieder um ca. 30 % ermäßigen, für Nichtvereinsmitglieder um 30 % erhöhen. Bei paritätischer Teilnehmerzusammensetzung ergibt sich dadurch wieder Kostendeckung. Im Vergleich zu anderen Kursen ergeben sich durch entsprechende Geräteanschaffungen und Kursleiterqualifikationen höhere Ausgaben und dadurch höhere Kursgebühren, falls kostendeckend kalkuliert werden soll.

10.10 Versicherungsfragen

Für Mitglieder von Sportvereinen besteht in der Regel eine zusätzliche Sportversicherung bei Teilnahme an zeitlich begrenzten Kursen im Verein.

Neue Teilnehmer, die dem Verein nicht beitreten wollen, sollten zusätzlich sportversichert werden. Mehrere Versicherer bieten hier Pauschalversicherungen für einen Kurs, den gesamten Verein oder eine Einzelversicherung pro Teilnehmer an.

Die zusätzliche Versicherung muss vor Kursbeginn abgeschlossen werden. Will der Verein dies nicht, sollte den Teilnehmern schriftlich mitgeteilt werden, dass keine zusätzliche Sportversicherung für sie abgeschlossen worden ist.

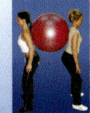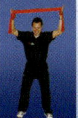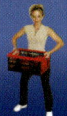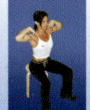

Die Versicherungsleistungen und -bedingungen sind in den einzelnen Bundesländern unterschiedlich. Vereine sollten sich auf jeden Fall beim zuständigen Landessportbund oder Landesturnverband über die im Einzelnen geltenden Versicherungsbedingungen erkundigen.

In einigen Bundesländern stehen auch Vereinsberater für individuelle Beratungen zur Verfügung.

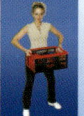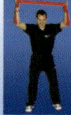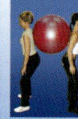

10.11 Checkliste für Vereine

Bei der Vorbereitung eines Kurses „Vorbeugende Wirbelsäulengymnastik" sollten folgende Planungen zu Grunde gelegt werden:

- Eine ausreichende **Qualifikation** der Übungsleiter.

- Eine ansprechende Darstellung der Angebote in der Öffentlichkeit, Werbung.

- Ein klares **Organisationskonzept** für die Vereinsangebote; Vernetzung von Einsteiger- und Aufbaukursen, Langzeitangeboten; Jahresplanung im Kursbereich.

- Die Einbeziehung von **Kooperationspartnern,** z. B. Krankenkassen, Ärzten, Sponsoren (fachliche Unterstützung, finanzielle und ideelle Förderung, Zielgruppenwerbung usw.).

- Geeignete **Räumlichkeiten** und eventuell notwendige (angebotsspezifische Hand-)Geräte.

- Einen **Informationstag** durchführen. Durch die Anwesenheit eines Arztes oder z. B. eines Krankengymnasten können Fragen zur Belastbarkeit und Kursteilnahme aus medizinischer Sicht vor Ort sinnvoll geklärt werden.

- **Eingangsfragebögen** können dem Kursleiter Informationen über den körperlichen Zustand seiner künftigen Teilnehmer vermitteln. Die Fragebögen werden beispielsweise schon bei der Anmeldung vom Kursteilnehmer ausgefüllt und vor der ersten Kursstunde vom Kursleiter unter Mithilfe des Arztes analysiert.

- **Notfallplan** erstellen (Arzt, Telefon usw.).

Bei geplanter Förderung durch Krankenkassen im Rahmen des § 20 SGB V sind gesonderte Qualitätskriterien zu beachten. Informationen hierzu können über die Sportorganisationen angefordert werden.

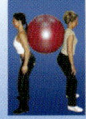 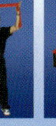 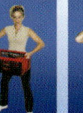 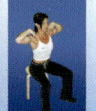

– Musterbrief an Krankenkassen oder andere Institutionen –

An
Krankenkasse XXX
Regionaldirektion Musterdorf
– Bereich Gesundheitsservice –
Hopsergasse 00

00000 Fitness-City

**Aktuelle Vereinskurse des TV Concordia Rücken e. V. von 1950
– vorbeugende Wirbelsäulengymnastik –**

Sehr geehrte Damen und Herren,

der TV Concordia Rücken führt ab Mitte Oktober 2005 neue Bewegungsangebote in Kursform für interessierte Bürgerinnen und Bürger durch.
   Der Kurs „Vorbeugende Wirbelsäulengymnastik" wird nach Kriterien
des Deutschen Turner-Bundes durchgeführt und ist mit dem „Gütesiegel
DSB-Sport pro Gesundheit"/„DTB-Pluspunkt Gesundheit" ausgezeich-
net. Unsere Kursleiterin ist speziell für diesen Kurs ausgebildet worden
und verfügt über die DSB-Lizenz „Übungsleiter für Prävention".

Wir würden uns freuen, wenn Sie sich von der Qualität unseres Wirbel-
säulengymnastikkurses überzeugen, unseren Kurs auf Basis des § 20 SGB
für die Bezuschussung anerkennen und Ihren Versicherten nach Vorlage
der Bescheinigung über die regelmäßige Teilnahme und der Quittung
die Kursgebühr bezuschussen.
   In der Anlage finden Sie das Antragsformular mit Informationen über
die Kursinhalte und die Übungsleiterqualifikation.

Für nähere Auskünfte stehen wir Ihnen gerne zur Verfügung.

Mit freundlichen Grüßen
Ihr

i. A.
TV Concordia Rücken e.V. von 1950
– Geschäftsstelle –

Nähere Informationen zur Anerkennung von Kursen durch die Spikk erhalten Sie aktuell über den DTB!

– Handzettel für Teilnehmer –

NEUES BEWEGUNGSANGEBOT

im MTV Musterdorf

Wussten Sie schon, dass Ihre Muskeln, Knochen, Gelenke, ja sogar Ihre Wirbelsäule so gut sind, wie Sie mit ihnen umgehen?

Ihr Bewegungsapparat ist mit hoher Wahrscheinlichkeit so lange beschwerdefrei, wie Sie ihn regelmäßig dosiert belasten.
Kontrollierte und bewusste Bewegung ist die beste Vorbeugung für die weit verbreiteten degenerativen Erkrankungen der Wirbelsäule.
Unser besonderes

KURSANGEBOT
„VORBEUGENDE WIRBELSÄULENGYMNASTIK"

ist nicht nur wohltuend, sondern es wird Ihnen Spaß machen und Freude bringen.
Die Gymnastik ist nicht für Menschen geeignet, die unter regelmäßigen Wirbelsäulenbeschwerden leiden oder sich nicht mehr körperlich belasten können.
Fragen Sie im Zweifelsfall Ihren Arzt.
Der Kurs wird von **speziell fortgebildeten Übungsleitern** betreut.

Wichtige Informationen!

Ort :	**Turnhalle der Grundschule Musterdorf**
Zeit :	**Mittwochs, 19.00-20.30 Uhr**
Kosten :	**50,- € pro Teilnehmer**
Beginn :	**20.10.2005**

Anmeldung und Anschrift: **Heinz Mutig, Musterdorf**
Bergweg 1
Tel.: (04 41) 10 00

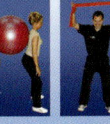

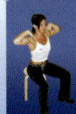

– Ärztliches Attest für Teilnehmer –

Ärztliche Empfehlung

Aus medizinischer Sicht bestehen keine Bedenken, dass

Name/Vorname ———————————————————————

Adresse ———————————————————————————

an der „Vorbeugenden Wirbelsäulengymnastik" des MTV Musterdorf teilnimmt.

Bemerkungen:

———————————————————————————————————

———————————————————————————————————

———————————————————————————————
Datum/Stempel/Unterschrift des behandelnden Arztes

Diese Datenerhebung fällt unter das Datenschutzgesetz und eine erweiterte ärztliche Schweigepflicht (Kursleitung). Der Verein und die Kursleitung verpflichten sich, die erhobenen personenbezogenen Daten nur intern zur inhaltlichen Abstimmung der gesundheitsorientierten Bewegungsprogramme zu verwenden und nach Abschluss der Teilnahme die Daten nach den Bestimmungen des Datenschutzgesetzes zu vernichten.

Zehn rückengerechte Tipps für den Alltag

Jeder Lebensstil hat seine Vorteile, mancher bringt jedoch auch Herausforderungen mit sich. Wägen Sie deswegen ab, was für Sie und die Gesundheit Ihres Rückens richtig ist:

- Trauen Sie Ihrem Bewegungsgefühl. Es schützt Sie vor Fehlbelastungen.

- Sorgen Sie für einen häufigen Wechsel von Be- und Entlastung: Wechseln Sie häufig Ihre Position (Stehen-Sitzen-Gehen-Liegen), verändern Sie z. B häufig Ihre Sitzposition.

- Nehmen Sie sich bewusst Minipausen: So oft wie möglich und so lange wie nötig.

- Denken Sie beim Üben an die 3 **R**s: **R**uhige, **R**egelmäßige und **R**ichtige (Ausführung).

- Nutzen Sie Trainingsmöglichkeiten im Alltag: lieber Treppen steigen als Fahrstuhl oder Rolltreppe fahren.

- Suchen Sie verschiedene Möglichkeiten, Fitnessübungen auch in Ihren Alltag zu integrieren (Fahrrad statt Auto). Seien Sie kreativ!

- Weniger ist manchmal mehr. Üben Sie lieber mäßig und dafür regelmäßig, als viel auf einmal.

- Lieber Lust als Frust. Wählen Sie die Übungen, die Ihnen Spaß machen und Ihr Wohlbefinden steigern.

- Zeigen Sie Rückgrat und führen Sie die Übungen regelmäßig durch. Sie wissen am besten, was gut für Sie ist.

- Achten Sie auf ein gutes Zusammenspiel zwischen Körper, Gefühl und Geist. Mit Ausgeglichenheit geht vieles leichter.

11   Anhang

Literatur

Albrecht, Karin (2002). *Körperhaltung, Haltungskorrektur und Stabilität in Training und Alltag.* Stuttgart: Haug.

Brügger, Alois (1996). *Gesunde Haltung und Bewegung im Alltag.* Verlag Dr. Brügger.

Beitel, Helga (1992). *Wirbelsäulengymnastik. Übungen für den Schultergürtel, Wirbelsäule und Kräftigung der Muskulatur.* München: Mueller & Steinicke.

Ferié, Corinne & Langer, Hans Herbert (2002). *„Cardio-Fit" – Kursprogramm präventives Herz-Kreislauf-Training im Turn- und Sportverein.* Niedersächsischer Turner-Bund e.V., Eigendruck.

Ferié, Corinne & Langer, Hans Herbert (2002). *„Rücken-Fit" – Kursprogramm präventive Wirbelsäulengymnastik im Turn- und Sportverein.* Niedersächsischer Turner-Bund e.V. , Eigendruck.

Franke, E. & Cicurs, H. (1996). *Gesundheitssport in den Vereinen und Verbänden.* Niedersächsischer Turner-Bund e.V. (Hrsg.) Hannover: Eigenverlag.

Freiwald, Jürgen (2004). *Dehnen und neuromuskuläre Dysbalance – was gibt es Neues?* in: Niedersächsischer Turner-Bund e.V. Fachbereich Gesundheitssport (Hrsg.): Kongressbericht Dritte Lehrtagung Gesundheitssport. Butzbach/Griedel: Afra.

Kempf, Hans-Dieter (2003). *Die Rückenschule. Grundlagen, Konzepte, Übungen.* München: Urban&Fischer.

Lenhart, Peter & Seibert, Wolfgang (2001). *Funktionelles Bewegungstraining. Muskuläre Dysbalancen erkennen, beseitigen und vermeiden.* München: Urban&Fischer.

Jordan, Alexander & Hillebrecht, Martin (2002). *Gymnastik mit dem Pezziball – Übungsprogramme.* Aachen: Meyer&Meyer.

Müller, Eberhard (2000). *Entspannungstraining in der Rehabilitation. Grundlagen und Anwendung der gezielten Selbstentspannung.* Balingen: Spitta.

Müller, Else (2000). *Du spürst unter deinen Füßen das Gras. Autogenes Training in Phantasie- und Märchenreisen.* München: Fischer.

Reinhardt, Bernd (1998): *Die große Rückenschule, Sitzen – aber wie?* Balingen: Spitta.

Wirhed, Rolf (2001). *Sport-Anatomie und Bewegungslehre.* Stuttgart, New York: Schattauer.

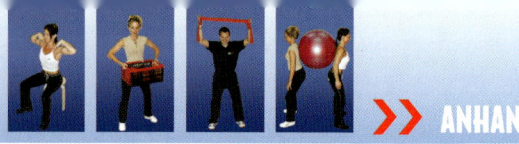

Ausgewählte Bezugsquellen

Fördergesellschaft des DTB, Otto-Fleck-Schneise 10a, 60528 Frankfurt/Main

Sport-Thieme, Helmstedter Str. 40, 38367 Grasleben, Internet: www.sport-thieme.de

Buchpresse Hilden, Postfach 127, 40701 Hilden, Internet: www.buchpresse.de

Bildnachweis

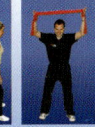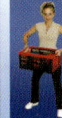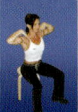

DTB-Akademie, Otto-Fleck-Schneise 8, 60528 Frankfurt, T (0 69) 67 80 11 34

Mitglieds- und Landesturnverbände

Badischer Turner-Bund; Geschäftsstelle: Am Fächerbad 5, 76131 Karlsruhe, T 0721/18150, Fax 0721/26176,
E-Mail: zentrale@Badischer-Turner-Bund.de, Internet: www.dtb-online.de

Bayerischer Turnverband; Geschäftsstelle: Georg-Brauchle-Ring 93, 80992 München, T 089/15702-314, Fax 089/15702-317, E-Mail: mail@turnverband-bayern.de, Internet: www.turnverband-bayern.de

Berliner Turnerbund; Geschäftsstelle: Vorarlberger Damm 39, 12157 Berlin, T 030/7879450, Fax 030/78794520, E-Mail: info@berliner-turnerbund.de, Internet: www.berlinerturnverband-bayern.de

Märkischer TurnerBund Brandenburg; Verband für Turnen, Freizeit-, Gesundheits- und Spitzensport im Land Brandenburg; Geschäftsstelle: Zeppelinstr. 114-117, Haus 5, 14471 Potsdam, T 0331/901177, Fax 0331/901178, Internet: www.maerkischer-turnverband.de

Bremer Turnverband; Geschäftsstelle: Violenstr. 27, 28195 Bremen, T 0421/326592, Fax 0421/325403, E-Mail: info@bremer-turnverband.de, Internet: www.bremer-turnverband.de

Verband für Turnen und Freizeit – Landesorganisation Hamburg; Geschäftsstelle: Haus des Sports, Schäferkampsallee 1, 20357 Hamburg, T 040/41908-237, Fax 040/41908-202, E-Mail: mail@vtf-hamburg.de, Internet: www.vtf-hamburg.de

Hessischer Turnverband; Geschäftsstelle: Postfach 15 68, 61105 Bad Vilbel, T 06101/5461-0, Fax 06101/546120, E-Mail: info@htv-online.de

Turnverband Mecklenburg-Vorpommern; Geschäftsstelle: Tschaikowskistr. 42, 18069 Rostock, T 0381/4007755, Fax 0381/4968181

Turnverband Mittelrhein; Geschäftsstelle: Haus des Turnens, Rheinau 10, 56075 Koblenz, T 0261/135150, Fax 0261/135159,
E-Mail: geschaeftsstelle@tvm.org, Internet: www.TVM.org

Niedersächsischer Turner-Bund; Geschäftsstelle: Postfach 44 09, 30 T 0511/98097-0, Fax 0511/98097-12, E-Mail: Info@NTB-Infoline.de, Internet: www.ntb-infoline.de

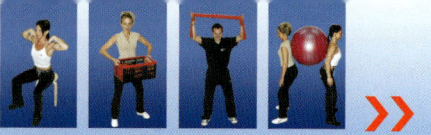
Pfälzer Turnerbund; Geschäftsstelle: Am Schlagbaum 5, 67655 Kaiserslautern, T 0631/4149950, Fax 0631/4149959, E-Mail: geschaeftsstelle@pfaelzer-turnverband.de, Internet: www.pfaelzer-turnerbund.de

Rheinhessischer Turnerbund; Geschäftsstelle: Jahnstr.4, 55124 Mainz, T 06131/94170, Fax 06131/941717, E-Mail: geschaeftsstelle.@rhtb.org, Internet: www.rhtb.org

Rheinischer Turnerbund; Postfach 20 07 45, 51437 Bergisch Gladbach, T 02202/2003-0, Fax 02202/2003-90, E-Mail: rtb@rtb-internet.de, Internet: www.rtb-internet.de

Saarländischer Turnerbund; Geschäftsstelle: Hermann Neuberger Sportschule, Gebäude 54, 66123 Saarbrücken, T 0681/3879-226, Fax 0681/3879-230, E-Mail: saarl.turnerbund@t-online.de, Internet: www.saarl-turnerbund.de

Landesturnverband Sachsen-Anhalt; Geschäftsstelle: Manfred-Stern-Str. 7, 06128 Halle, T 0345/ 1200216, Fax 0345/1200217, E-Mail: ltv-sa@freenet.de, Internet: www.landesturnverband-sachsen-anhalt.de

Sächsischer Turn-Verband; Geschäftsstelle: Goyastraße 2 d, 04105 Leipzig, T 0341/14938660 Fax 0341/14938689 E-Mail: stv.info@gmx.de Internet: www.stv-turnen.de

Schleswig-Holsteinischer Turnverband; Geschäftsstelle: Lessingstr. 5, 24610 Trappenkamp, T 04323/8022-0, Fax 04323/802255 E-Mail: info@SHTV.de, Internet: www.shtv.de

Schwäbischer Turnerbund; Geschäftsstelle: Postfach 50 10 29, 70340 Stuttgart, T 0711/28077-200, Fax 0711/28077-270, E-Mail: info@STB.de, Internet: www.stb.de

Thüringer Turnverband; Geschäftsstelle: Schützenstr. 4, 99096 Erfurt, T 0361/3455605/06, Fax 0361/3455641, E-Mail: thueringerturnverband@t-online.de, Internet: www.thueringerturnverband.de

Westfälischer Turnerbund; Geschäftsstelle: Zum Schloss Oberwerries, 59073 Hamm, T 02388/30000-0, Fax 02388/30000-99, E-Mail: wtb@wtb.de, Internet: wtb.de

Akademischer Turnbund; Geschäftsstelle: Altvaterstr.15, 14129 Berlin, T 030/80584855, Fax 030/80584856, E-Mail: atb-gs@atb.de, Internet: www.atb.net

Bayerischer Turnspiel-Verband; Geschäftsstelle: Georg-Brauchle-Ring 93, 80992 München, T 089/15702-374, Fax 089/15990792, E-Mail: office@turnspiele-bayern.de, Internet: www.turnspiele-bayern.de

Wo Sport Spaß macht
Eine Auswahl

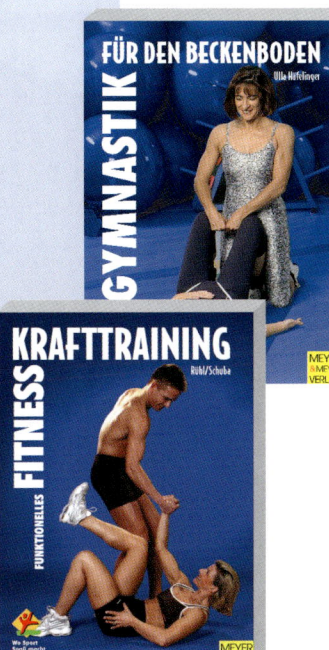

Wo Sport Spaß macht
Ulla Häfelinger
Gymnastik für
den Beckenboden

2., überarb. Auflage
120 Seiten, zweifarbig
93 Fotos, 18 Abb.
Broschur
14,8 x 21 cm
ISBN 3-89124-810-5
€ 16,90 / SFr 29,00

Wo Sport Spaß macht
Rühl & Schuba
Funktionelles
Fitnesskrafttraining

168 Seiten, zweifarbig
180 Fotos, 60 Abb., 3 Tab.
Paperback mit
Fadenheftung
14,8 x 21 cm
ISBN 3-89124-938-1
€ 16,90 / SFr 29,00

Informationen zur Reihe

Seit Anfang 1996 gibt der Deutsche Turner-Bund im Meyer & Meyer Verlag die Schriftenreihe „Wo Sport Spaß macht" heraus. Das Motto ist gleichzeitig Programm, denn allen Büchern dieser Reihe ist gemeinsam, dass sie aktuelle Trends und bewährte Angebote unter neuesten wissenschaftlichen Erkenntnissen „rüberbringen" sollen.

Etwa sechs neue Titel erscheinen jährlich in der Schriftenreihe. Kompetent und praxisnah werden die aktuellen Trends und Entwicklungen im Sport für die Vereinspraxis aufbereitet. Die Themenpalette reicht vom Kinderturnen und Geräitturnen über alle Formen von Gymnastik und Aerobic sowie Fitness- und Gesundheitssport für jede Altersstufe bis hin zum Sport mit Älteren „50 plus".

Mit der Schriftenreihe „Wo Sport Spaß macht" bietet der DTB als Verband für Turnen und Gymnastik einen weiteren Baustein seiner Dienstleistung für Übungsleiterinnen und Übungsleiter in Vereinen. Die Schriftenreihe stellt eine sinn-

volle Ergänzung des bundesweit flächendeckenden Aus- und Fortbildungssystems des DTB und seinen Landesturnverbänden dar.

Weitere Informationen zum aktuellen Programm der Aus- und Fortbildung sind zu erfragen beim zuständigen Landesturnverband sowie zentral in der DTB-Geschäftsstelle, Otto-Fleck-Schneise 8 in 60528 Frankfurt/Main (Tel. 0 69 - 6 78 01 - 0, Fax 0 69 - 6 78 01 - 179).

Der DTB bietet darüber hinaus weitere Materialien zum Turnen, zur Gymnastik und zur Aerobic an: Musikkassetten und -CDs, Handbücher, Kleingeräte, Sportbekleidung u.v.m.

Fordern Sie unverbindlich den aktuellen Katalog an beim:

DTB Shop
Otto-Fleck-Schneise 10a, D-60528 Frankfurt/Main
Tel. 0 69 - 67 80 10 38,   Fax 0 69 - 6 78 01 - 108

MEYER & MEYER Verlag | Von-Coels-Straße 390 | D-52080 Aachen | www.m-m-sports.com

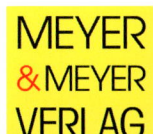

Zeitschriften des DTB

Das Übungsleitermagazin „Ü" ist eine Fundgrube für Übungsleiter, Trainer, Lehrer, Erzieher, Eltern usw.

Für Gruppen jeder Altersklasse bietet „Ü" immer neue und sportarten über-greifende Anregungen für die kreative Gestaltung von Übungsstunden.

Im **Jahresabonnement** beziehen Sie 6 Ausgaben zum Preis von € 21,00 / SFr 35,50 inkl. Versand.

Als **Einzelausgabe** ist ein Heft für € 4,00 / SFr 7,20 zzgl. **Versand** erhältlich.

Auslandspreise auf Anfrage

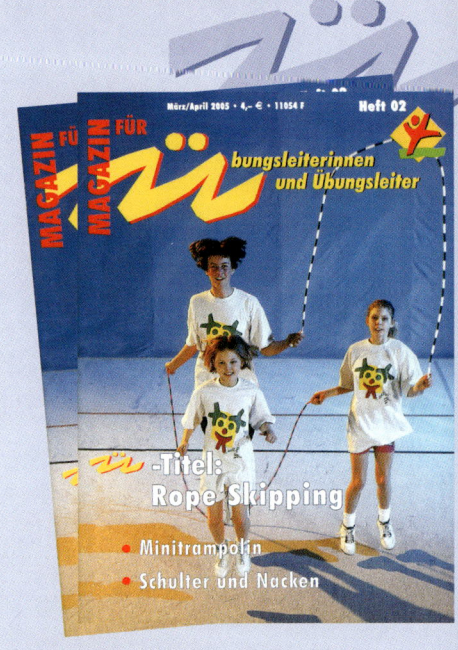

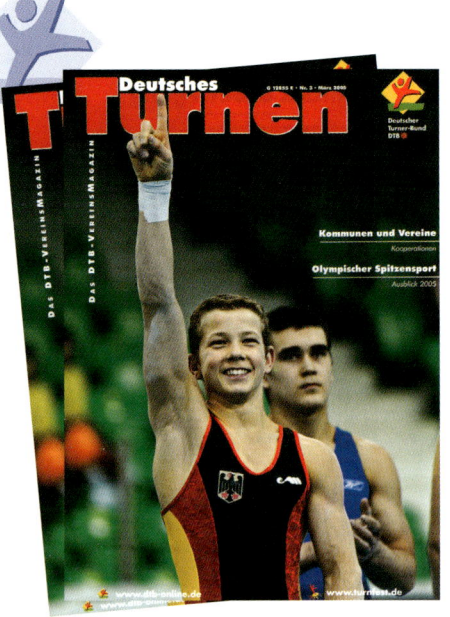

So vielfältig wie die Palette der im DTB angesiedelten Vereine ist auch das thematische Spektrum im „Deutschen Turnen": Artikel über sportliche Groß-ereignisse sind hier ebenso zu finden wie Termine zu Fortbildungsveranstaltungen.

Im **Jahresabonnement** beziehen Sie 10 Ausgaben inkl. 2 Jahreshefte zum Preis von € 34,00 / SFr 56,40 inkl. **Versand**.

Als **Einzelausgabe** ist ein Heft für € 3,50 / Fr 6,30 zzgl. **Versand** erhältlich.

Auslandspreise auf Anfrage

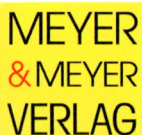

MEYER & MEYER Verlag | Von-Coels-Straße 390 | D-52080 Aachen | www.m-m-sports.com